A. Schneider · V. Schneider · G. Schlunck: Geburtshilfefibel

W0246378

Springer
Berlin
Heidelberg
New York
Barcelona
Budapest
Hongkong
London
Mailand
Paris
Santa Clara
Singapur
Tokio

A. Schneider · V. Schneider · G. Schlunck

Geburtshilfefibel

Zweite, überarbeitete Auflage

Unter Mitarbeit von
B. Dirks, D. Grab, T. Grubert, M. Günther, T. Keim
B. Kienle, G. Meinhardt, W. Paulus, B. Roth, G. Sand
U. Wirth, I. Zirbs-Papapaschalis

Mit 41 Abbildungen und 20 Tabellen

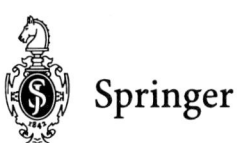

Springer

Prof. Dr. med. Achim Schneider M.P.H.
Abteilung Frauenheilkunde
Klinikum der Friedrich-Schiller-Universität
Bachstraße 18
D-07743 Jena

Dr. med. Viola Schneider
Lärchenweg 5
D-07751 Jena

Dr. med. Günther Schlunck
Universitäts-Augenklinik
Killianstraße 5
D-79106 Freiburg

ISBN 3-540-60538-X Springer-Verlag Berlin Heidelberg New York

Die Deutsche Bibliothek – CIP-Einheitsaufnahme
Schneider, Achim: Geburtshilfefibel: mit 20 Tabellen/A. Schneider; V. Schneider;
G. Schlunck. Unter Mitarb. von B. Dirks ... – 2., überarb. Aufl. – Berlin; Heidel-
berg; New York; Barcelona; Budapest; Hongkong; London; Mailand; Paris; Santa
Clara; Singapur; Tokio: Springer, 1997
    ISBN 3-540-60538-X
NE: Schneider; Viola; Schlunck, Günther:

Umschlaggestaltung: Design & Production, Heidelberg
SPIN 10510748   21/3135-5 4 3 2 1 0 – Gedruckt auf säurefreiem Papier

Vorwort zur 2. Auflage

In dieser Neuauflage haben wir die besprochenen Themen-kreise aktualisiert und in wenigen Bereichen (wie z.B. HIV-Infektion) erweitert. Wir haben die Fibel neu und übersichtlicher formatiert. Für Verbesserungsvorschläge und kritische Anmerkungen sind wir weiterhin unseren Lesern dankbar.

Jena, August 1996   Achim Schneider

Vorwort zur 1. Auflage

Der vorliegende Band versteht sich als ständiger Beglei-
ter für die klinische Arbeit in der Geburtshilfe. Insbesondere soll er Hebammen, Ärztinnen und Ärzten als Weg-
weiser dienen.

Da es nicht unser Ziel ist, umfangreiche Lehrbücher zu
ersetzen, sondern Hilfe für die Praxis des Alltags anzu-
bieten, sei auch das Studium der im Anhang aufgeführ-
ten Primärliteratur empfohlen. Dabei wird auffallen, daß
wir bei der Literaturauswahl besonderen Wert auf Aktua-
lität legten.
Die Themenauswahl ist sicher nicht vollständig, doch
versuchen wir, die für den täglichen Gebrauch wesentlichen Bereiche abzudecken.
Soweit es sinnvoll erschien, vereint das Buch in sich Stan-
dardlehrbuch, OP-Atlas (Dammrißversorgung, Episiotomie) und Pharmakompendium.
Als klinisch orientiertes Werk soll die *Geburtshilfefibel*
ein lebendiges Buch bleiben. Wir freuen uns deshalb auf
Verbesserungsvorschläge, Anmerkungen und konstruktive
Kritik von seiten der Leser.
Da die *Geburtshilfefibel* in Eigenarbeit „auf dem PC" ent-
standen ist, sind Änderungen schnell und einfach durch-
zuführen.
Für Ihre Arbeit mit diesem Buch wünschen wir Freude
und Erfolg!

Ulm, den 30. 12. 1990   Achim Schneider

Danksagung

Unser besonderer Dank gilt *Renate White* für ihre unermüdliche, kompetente und couragierte Mitarbeit in allen Bereichen der Textgestaltung.
Dr. Christian Kalmutzki und *Dr. Ludwig Gortner* leisteten mit sachkundigem Rat und konstruktiver Kritik einen entscheidenden Beitrag zur Vollendung der Fibel, auch ihnen gebührt unser herzlicher Dank.
Den Hebammen, Ärztinnen und Ärzten der Universitätsfrauenklinik Ulm danken wir für das kritische Studium unserer *Geburtshilfefibel* und die stimulierende Diskussion.

Titelbild und sämtliche Abbildungen von *Gabi Meinhardt*

Inhaltsverzeichnis

Abkürzungen

AC	Amniocentese
AFP	α-Fetoprotein
AIDS	Acquired Immune Deficiency Syndrome
AIS	Amnioninfektionssyndrom
AK	Antikörper
AMA	antimitochondriale Antikörper
ANF	antinucleäre Faktoren
AP	Austreibungsperiode
ARC	AIDS Related Complex
AS	Amnioskopie
AT III	Antithrombin III
ATP	Adenosin-Triphosphat
AV	atrioventrikulär
AZT	Zidovudin
BB	Blutbild
BE	Base Excess
BEL	Beckenendlage
BGA	Blutgasanalyse
BL	Base Line
BTM	Betäubungsmittel
BZ	Blutzucker
CDC	Center for Disease Control
CD4	Helfer T-Lymphozyten
CD8	Zytotoxische T-Lymphozyten
CK	Cervikalkanal
CPAP	Continuous Positive Airway Pressure, kontinuierlich positiver Atemwegsdruck
CRP	C-reaktives Protein
CTG	Cardiotokographie
CVS	Chorionic Villous Sampling, Chorionzottenbiopsie
d	die = pro Tag
DD	Differentialdiagnose

DIC	Disseminated Intravascular Coagulopathy
DR	Dammriß
E3	Östriol
EDTA	Ethylen-Diammonium-tetra-Acetat
EK	Erythrozytenkonzentrat
EP	Eröffnungsperiode
ET	errechneter Termin
FDP	Fibrinogen Depletion Products
FHF	fetale Herzfrequenz
FL	Floating Line
FSP	Fibrin-Fibrinogen-Spaltprodukte
FW	Fruchtwasser
GABA	γ-Aminobuttersäure
hab	habituell
Hb	Hämoglobin
HIV	Human Immune Deficiency Virus
HK	Hämatokrit
HPL	Human Placental Lactogen
HWZ	Halbwertzeit
IE	Internationale Einheiten
ISPE	Interspinalebene
ITN	Intubationsnarkose
IU	International Units
IUFT	intrauteriner Fruchttod
i.v.	intravenös
Kat.	Kategorie
KB	Kindsbewegungen
KG	Körpergewicht
KOD	kolloidosmotischer Druck
LA	Lokalanästhesie
LDH	Lactat-Dehydrogenase
LE	Lupus erythematodes
LJ	Lebensjahr
LSG	Lösung
M	Musculus
MAS	Mekoniumaspirationssyndrom

MAO	Monoaminoxidase
MBU	Mikroblutuntersuchung
MG	Magnesium
MM	Muttermund
Mol	Molarität
MOM	multiple of median
NG	Neugeborenes
NPW	negativer prädikativer Wert, negativer Vorhersagewert
NS	Nabelschnur
NÜBZ	Nüchternblutzucker
OBT	Oxytocin-Belastungstest
OGT	oraler Glucosetoleranztest
OT	Oszillationstyp
PDA	Periduralanästhesie
PG	Prostaglandin
p.o.	per os (oral)
pp	post partum
PPW	positiver prädikativer Wert, positiver Vorhersagewert
prim.	primär
PTT	partielle Thromboplastinzeit
RDS	Respiratory Distress Syndrome
RES	reticulo-endotheliales System
RR	mit Riva Rocci App. gemessener Blutdruck
SA	sinu-atrial
s.c.	subcutan
SGOT	Serum-Glutamat-Oxalacetat-Transaminase
SGPT	Serum-Glutamat-Pyruvat-Transaminase
SIH	Schwangerschafts-induzierte Hypertonie
sp.	species
spm	Schläge pro Minute
SS	Schwangerschaft
SSW	Schwangerschaftswoche
ST	ST-Strecke im EKG
T	T-Welle im EKG

TK	Thrombozytenkonzentrat
TPZ	Thromboplastinzeit nach Quick
TZ	Thrombinzeit
US	Ultraschall
V.a.	Verdacht auf
VT	vorangehender Teil
WHO	World Health Organization
Z.n.	Zustand nach
ZNS	Zentralnervensystem
ZVD	zentralvenöser Druck

1. Diagnostik und Überwachung

1.1. Untersuchungsmethoden

Klinische Pelvimetrie

Definition

Digitale Beurteilung des knöchernen Beckens der Schwangeren

Beckeneingang: begrenzt durch Promontorium, Linea iliopectinalis und Symphyse

Beckenmitte: begrenzt durch Kreuzbein, Spinae ischiadicae und Symphyse

Beckenausgang: begrenzt durch Steißbein, Tubera ischiadica und Schambeinbogen

Diagnostik

Die Pelvimetrie sollte nicht vor der 38. SSW durchgeführt werden.

Einzuhaltende Reihenfolge:
Untersuchungen 1 - 5: vaginal, 6 - 7: äußerlich

Beckeneingang

1. Der gerade Durchmesser (Conjugata vera) wird indirekt durch die Messung der **Conjugata diagonalis** bestimmt. Die Conjugata diagonalis ist als der Abstand zwischen Promontorium und der unteren inneren Symphysenkante definiert. Bei der Untersuchung versucht man, mit dem Mittelfinger der untersuchenden Hand das Promontorium zu erreichen. Wird das Promontorium erreicht, so markiert man, an welcher Stelle der Symphysenunterrand Kontakt mit der untersuchenden Hand hat. Der Abstand von diesem Kontaktpunkt bis zur Spitze des Mittelfingers wird gemessen und gibt die Conjugata diagonalis an. Liegt diese über 12,5 cm, so ist die Conjugata vera größer als 11 cm und somit normal.

> Erreicht eine normal große Hand das Promontorium nicht, so kann man von einer Conjugata vera größer als 11 cm ausgehen.

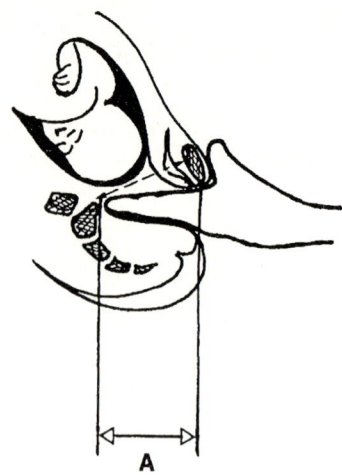

Abb. 1. Messung der Conjugata diagonalis (A). Die Länge der Conjugata vera (←――――→) kann durch Subtraktion von 1,5 cm von der Conjugata diagonalis (A – 1,5 cm) geschätzt werden.

2. Der Beckeneingang wird in seinem ganzen **Umfang** mit dem untersuchenden Zeige- und Mittelfinger abgefahren und auf eventuelle Unregelmäßigkeiten und Vorsprünge wie z.B. Exostosen untersucht. Dabei versucht man zu beurteilen, ob eine normale (querovale) oder abnormale (runde oder längsovale) Konfiguration vorliegt.

Beckenmitte

3. Der **quere Durchmesser** wird durch Palpation der Spinae ischiadicae bestimmt. Die Spinae werden auf ein eventuelles "Vorspringen" untersucht, und der interspinale Abstand wird geschätzt. Dieser sollte größer als 9 cm sein. Die Messung dieser Distanz ist schwierig, sie kann nur geschätzt werden.

4. Die **Inklination** der seitlichen Wände des kleinen Beckens wird untersucht. Dabei sollten die Wände parallel nach unten verlaufen. Konvergenz oder Divergenz ist als pathologisch einzuordnen.

Beckenausgang

5. Der **gerade Durchmesser** wird indirekt bestimmt: die Steißbeinspitze sollte nicht nach vorne vorspringen und nach hinten flexibel sein. Der Schambeinbogen sollte zwei Querfinger bequem aufnehmen.

6. Der **quere Durchmesser** wird durch Einbringen der geschlossenen Faust zwischen die Tubera ischiadica gemessen (Abb. 2). Eine normal große Faust paßt zwischen beide Tubera, wobei diese Distanz größer als 8 cm sein sollte.

7. Die **Michaelis-Raute** (Spina ossis ilii posterior inferior beidseits, Dornfortsatz des 5. Lendenwirbelkörpers und oberer Punkt der Crena ani) sollte gleich lange Seiten aufweisen.

Die Schuhgröße der Schwangeren kann einen indirekten Hinweis auf eine Beckenanomalie geben:

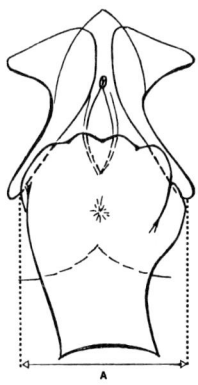

Abb . 2. Schätzung der Breite des queren Durchmessers des Beckenausgangs (A). Die geschlossene Faust wird im Dammbereich zwischen beide Tubera ischiadica eingedrückt. Die Strecke A sollte mindestens 8 cm messen.

Schuhgröße	Sectiorate
<37,5	21%
37,5 - 39	10%
>39	1%

Konsequenzen

Die Pelvimetrie dient zur Erkennung einer **pelvinen Dystokie**, d.h. einer Anomalie des knöchernen Beckens. Ob eine vaginale Entbindung möglich ist, hängt von der Konfiguration des mütterlichen Beckens und - bei Schädellage - von der Größe und Einstellung des kindlichen Kopfes ab. Liegt eine schwere pelvine Dystokie vor (Conjugata vera < 8,5 cm, stark vorspringende Spinae ischiadicae), so spricht man bei normal großem Fetus von einem **absoluten Mißverhältnis**. Diese Konstellation ist allerdings äußerst selten, und es sollte die Indikation zur primären Sectio gestellt werden.

In den meisten Fällen kann nur der Verdacht auf ein **relatives Mißverhältnis** geäußert werden: es liegen keine grob pathologischen Anormalitäten vor, aber der kindliche Kopf ist für das mütterliche Becken relativ zu groß. Geringe Anormalitäten des mütterlichen Beckens werden mit der subjektiven Methode der Pelvimetrie diagnostiziert. Die Größe des kindlichen Kopfes wird durch äußere, innere und Ultraschall-Untersuchung geschätzt, die Einstellung des vorangehenden kindlichen Teiles bei der vaginalen Untersuchung beurteilt. Neben Konfiguration und Größe des mütterlichen Beckens und Größe sowie Einstellung des kindlichen Kopfes stellt die Wehentätigkeit einen weiteren wichtigen Faktor für den Geburtsablauf dar. Somit bleibt bei der Einstufung der drei wichtigen Faktoren Becken, kindlicher Kopf und Wehen eine gewisse Unsicherheit und Unabwägbarkeit. Es kann bei Geburtsbeginn keine definitive Aussage über den Erfolg einer vaginalen Entbindung getroffen werden.

 Der Verdacht auf das Vorliegen eines relativen Mißverhältnisses muß durch einen Versuch der vaginalen Entbindung *(trial of labor)* überprüft werden.

Das Vorliegen eines relativen Mißverhältnisses zeigt sich am Geburtsstillstand, der am besten mittels Partogramm dokumentiert und diagnostiziert wird (s. Kap. PARTOGRAMM Seite 40).

In seltenen Fällen kann die pelvine Dystokie auch durch Veränderungen der Weichteile im kleinen Becken zustande kommen:
Myome, Ovarialtumoren, volle Harnblase, Beckenniere, Fettgewebsansammlung bei Adipositas per magna, Vaginalseptum, Vaginalcyste.

Cervix-Score nach Bishop

Beurteilung des Muttermundes mittels eines Punktesystems

Indikationen

- Beurteilung der Geburtsreife der Portio für die Wahl des geburtseinleitenden Verfahrens

- "goldener Standard" für vergleichende Studien über verschiedene Einleitungstechniken

Kriterien und Interpretation
(modifiziert nach Bishop)

Punkte	0	1	2	3
Öffnung des Muttermundes	0 cm	1-2 cm	3-4 cm	>4 cm
Portiolänge	4 cm	2-3 cm	1 cm	verstrichen
Abstand Leitstelle Interspinalebene	-3 cm	-2 cm	-1/0 cm	+1 cm
Portiokonsistenz	derb	mittelweich	weich	
Portiolage	sakral	mittelständig	zentriert	

- *Bishop-Score <5:*
  Einleitung durch PgE$_2$-Gel

- *Bishop-Score 5-8:*
  Einleitung durch PgE$_2$-Vaginaltabletten

- *Bishop-Score >8:* Oxytocin-Infusion

Amnioskopie

Beurteilung der Fruchtwasserfarbe und -menge sowie von Vernixbestandteilen

Indikationen

- Routine-Schwangerschaftsüberwachung am Termin und bei Terminüberschreitung

Voraussetzungen

- Muttermund mindestens fingerdurchgängig

- Geburtsreife des Kindes

CAVE: Gefahr der unbeabsichtigten Blasensprengung oder Wehenauslösung!

Technik

Das sterile Amnioskop wird am untersuchenden Finger entlang in den Muttermund eingeführt.

TIP: bei sakral liegender Cervix Beckenhochlagerung durch Unterlegen der mütterlichen Fäuste

---

Verschiedene Amnioskopgrößen stehen zur Verfügung (groß, mittel und klein). Die Amnioskopgröße richtet sich nach der Muttermundweite. Möglichst großes Amnioskop wählen. Beim Metall-Amnioskop wird eine Kaltlichtquelle aufgesetzt, beim Vollplastik-Amnioskop genügt eine Taschenlampe.

Interpretation

- *Klares, milchiges, flockiges und farbloses Fruchtwasser:* Normalbefund

- *Vernix:* Vorhandensein von Vernix spricht gegen das Vorliegen einer echten Übertragung.

- *Grünliches bis grünes Fruchtwasser:* Mekoniumbeimischung infolge hypoxisch bedingter Anregung der fetalen Darmperistaltik (s. Kap. MEKONIUMASPIRATIONS-SYNDROM Seite 131)

CAVE: Mögliche Fehlinterpretation bei dunklem Kopfhaar des Feten

---

- *Gelbliches bis bräunliches Fruchtwasser:* Hinweis auf fetale Hämolyse, z.B. bei Rhesusinkompatibilität

- *Bräunliches bzw. fleischwasserfarbenes Fruchtwasser:* Hinweis auf intrauterinen Fruchttod

➡ **Die Farbeinschätzung unterliegt hoher Subjektivität. Im Zweifelsfall ist vom pathologischen Befund auszugehen!**

- Grünes Fruchtwasser bedeutet in nur 10-20% eine akute fetale Gefährdung.

Therapie

- Bei fehlendem (kein Fruchtwasser zwischen unterem Eipol und kindlichem Kopf sichtbar), grünlichem oder grünem Fruchtwasser:
  Oxytocin-Belastungstest

  - **Bei pathologischem Ausfall des Oxytocin-Belastungstests: Geburtseinleitung**
    (s. Kap. GEBURTSEINLEITUNG Seite 139)

  - Bei unauffälligem Oxytocinbelastungstest:
    engmaschige Überwachung mit wöchentlicher Dopplersonografie und fetalem biophysikalischen Profil jeden zweiten Tag

Mikroblutuntersuchung (MBU)

Indikationen

Bei suspektem, präpathologischem und pathologischem CTG in der Eröffnungs- und Austreibungsperiode

(Faustregel: ab Hammacher-Score 4)

Bei HIV-positiven Frauen ist die fetale Mikroblutanalyse kontraindiziert !

Technik

① Einstellen des vorangehenden kindlichen Teiles mit dem Amnioskop

② Reinigen und Trocknen der eingestellten Hautpartie

③ Hyperämisierung der Haut durch intensives Reiben mit gestieltem Tupfer

④ Betupfen der Haut mit Olivenöl, damit der austretende Blutstropfen nicht zerrinnt

⑤ Stichinzision mit spezieller Klinge

⑥ Einführen der Glaskapillare und "anaerobes" Aufsaugen der austretenden Blutstropfen

⑦ Sofortige Messung des aktuellen pH-Wertes

Das Amnioskop soll so fest auf die Haut aufgesetzt werden, daß es abdichtet (keine Kontamination der Probe mit Fruchtwasser oder mütterlichem Blut); andererseits darf der Druck aber nicht so stark sein, daß die Durchblutung der Haut gemindert wird. Es ist darauf zu achten, daß die Klinge auf ca. 2-3 mm Länge fest eingespannt ist. Falls nach der Inzision kein Blut kommt, sollte der mit dem Amnioskop ausgeübte Druck etwas gemindert werden. Nach erneutem Hyperämisieren und Einölen wird nochmals inzidiert.

Auf keinen Fall drehende Bewegungen mit der Klinge ausführen!

Wenn die MBU nach 2 Versuchen nicht gelingt, erfahreneren Kollegen zuziehen. Bei der Patientin zwischenzeitlich linke Seitenlagerung.

Interpretation

Eröffnungsperiode

- physiologischer Bereich   pH > 7,25

- präpathologischer Bereich   pH 7,25 - 7,20

- **pathologischer** Bereich   **pH <7,20**

Austreibungsperiode

- untere Normgrenze bei
  vorangehendem Teil
  auf Beckenboden: **pH 7,20**

- untere Normgrenze bei
  Geburt des Kindes: **pH 7,15**

Konsequenzen

In der Eröffnungsperiode

pH >7,30 nur bei Verschlechterung des CTG:
MBU- Kontrolle

pH 7,30-7,26 bei gleichbleibend pathologischem CTG: MBU- Kontrolle nach 30 min

pH 7,25-7,20 obligate MBU- Kontrolle nach 30 min; bei Verschlechterung des CTG: kürzeres Intervall wählen

pH <7,20 sekundäre Sectio
(s. Kap. SEKUNDÄRE SECTIO Seite 179)

In der Austreibungsperiode

pH 7,25-7,20 Spontangeburt anstreben; ggf. unter Fundusdruck

pH <7,20 vaginal operative Entbindung

BE, pCO_2, pO_2 und $[HCO_3^-]$ sollten zur Unterscheidung einer respiratorischen von einer metabolischen Acidose berücksichtigt werden. Eine respiratorische Acidose erkennt man an einer Erhöhung des pCO_2. Bei der metabolischen Acidose kommt es kompensatorisch zu einer Erniedrigung des pCO_2

Normalwerte bei der MBU:

pCO_2: 40-50 mmHg oder 4,8-5,9 kPa

pO_2: >15 mmHg oder > 2 kPa

Respiratorische Acidose: durch NS-Kompression - kurzfristiges Ereignis

Metabolische Acidose: durch anaeroben Glucoseabbau bei langanhaltendem Sauerstoffmangel - längerfristiges Ereignis

➥ **Bei mehr als einer intrapartalen MBU sollte vor allem die Entwicklung bzw. Verschlechterung einer metabolische Acidose erkannt und unabhängig vom aktuellen pH-Wert als Entscheidungshilfe für eine therapeuti-sche Intervention herangezogen werden!**

Cardiotokographie (CTG)

Indikationen

Antepartal

(s. Flußdiagramm FETALE WACHSTUMSRETARDIERUNG Seite 279)

- (ab 26. SSW) modifiziert nach Goeschen

- Vorzeitige Wehentätigkeit

  - zweitägig bis mehrmals täglich bis zum Sistieren der Kontraktionen

- Placentainsuffizienz, hypertensive Schwangerschaftserkrankungen, Verdacht auf Wachstumsretardierung

  - bis zur 36. SSW:
    bei leichter Wachstumsretardierung (10. - 3. Perzentile) alle 4 Tage,
    bei schwerer Wachstumsretardierung (<3. Perzentile) alle 2 Tage

  - ab der 36. SSW: ein- bis zweitägige Kontrollen

  - **unabhängig vom Gestationsalter:**
    bei zunehmender Präeklampsiesymptomatik, patholog. Doppler oder niedrigen Östriolwerten großzügig stationär aufnehmen:
    je nach Schweregrad einmal bis mehrmals täglich CTG bzw. Dauer- CTG

- Tiefer Sitz der Placenta, Placenta praevia:
  Ungünstige hämodynamische Bedingungen, gehäuftes Auftreten einer gleichzeitigen Placentainsuffizienz

  - CTG-Kontrollen wie bei Placentainsuffizienz (s.o.); bei Auftreten von vaginalen Blutungen kurzfristige bzw. Dauerüberwachung!

- Diabetes mellitus
  - ab 33./34. SSW: 1 mal täglich
  - ab 35. SSW: stationär 3 mal täglich

- Mehrlingsschwangerschaften
  - bei normalem Wachstum
    bis zur 36. SSW: wöchentlich
    ab 36. SSW: alle 2 Tage
  - bei diskordantem Wachstum (Mangelentwicklung eines oder mehrerer Kinder): einmal bis mehrmals täglich

- Rhesus-Inkompatibilität
  - ab der 28. SSW, abhängig vom Schweregrad der Er-krankung, wöchentlich bis täglich

- Stumpfes Bauchtrauma (Autounfall, Sturz)
  - unmittelbar nach dem Unfall Dauer-CTG für mindestens 12 Stunden und
  - engmaschige Kontrollen am Folgetag (auch wenn eine Placentalösung klinisch und sonographisch ausgeschlossen erscheint)

- Bei jeder stationären Klinikaufnahme *"Aufnahme- CTG"*

- Übertragung
  - ab dem errechneten Termin alle 2 Tage
    (+ Amnioskopie + Östriolbestimmungen)

- Subjektiv abnehmende Kindsbewegungen
  - unabhängig vom Gestationsalter, täglich

- Pathologisches Flußmuster bei der Doppleruntersuchung

- Fruchtwasseranomalie
  - insbesondere bei Abnahme der Fruchtwassermenge: sono-graphische Bestimmung des größten Fruchtwasserdepots (< 2 cm), Überwachungsschema wie bei Placentainsuffizi-enz (frühes Insuffizienzzeichen)

- Frühe (<16 J.) und späte (>35 J.) Erstpara, späte Mehrpara (>40 J.)
  - ab 38. SSW zweitägig

- Zustand nach Sterilitätsbehandlung
  - ab 36. SSW **auch bei klinisch unauffälligem Verlauf** im Rahmen der Vorsorgetermine

- Vorangegangene Risikoschwangerschaft (z.B. intrauteriner Fruchttod, schwangerschaftsinduzierte Hypertonie)
  - abhängig von der Art des erkannten Risikos und vom Zeitpunkt seines Auftretens in der vorangegangenen Schwangerschaft

Intrapartal

- In der **Eröffnungsperiode** während der **Vorbereitung** als **Intervallüberwachung** Bei starker Wehentätigkeit Dauerüberwachung! Während des Badens kontinuierliche Herztonableitung mittels Telemetrie

- **Ab der Lagerung im Kreißsaal als Dauerüberwachung** (extern oder intern)

Technik und Durchführung

Die **fetale Herzfrequenz** wird mittels

  - Phonokardiographie durch Messung der Schlag-zu-Schlag-Abstände,

  - Ultraschall unter Ausnutzung des Dopplereffektes,

  - Ableitung des fetalen EKGs entweder über die mütterliche Bauchdecke (*externes* CTG) oder mittels einer Skalpelektrode am kindlichen Köpfchen (*internes* CTG) ermittelt

und im zeitlichen Ablauf kontinuierlich aufgezeichnet.

Die **Wehen** werden simultan über mechanische Druckwandler durch die mütterliche Bauchdecke registriert.

Bei **antepartalen** CTGs ist darauf zu achten, daß mindestens 30 min in ausreichender Qualität aufgezeichnet sind. Weist das CTG Fehlregistrierungen mit >50% Fehlerzeit auf, muß es neu geschrieben werden. Fehlregistrierungen kommen besonders bei der externen Ableitung (z.B. bei kindlichen Bewegungen) vor. Ein versehentliches Aufzeichnen der mütterlichen Herzfrequenz sollte rechtzeitig erkannt werden (im Zweifelsfall simultane Pulstastung an der A. radialis). Bei fetalen Herzrhythmusstörungen ist eine Ableitung häufig erschwert. Eine verbesserte Aufzeichnung ist evtl. durch Abschalten der elektronischen Störunterdrückung (*"logic off"*) möglich. Feten mit Herzrhythmusstörungen sollten auf jeden Fall sonographisch untersucht werden (Dekompensationszeichen?); ebenso sollte ein kinderkardiologisches Konsil durchgeführt werden.

Intrapartal sollten die letzten verfügbaren 30 min die Grundlage für geburtshilfliche Entscheidungen darstellen. Bei fetalen Gefährdungszeichen muß selbstverständlich schon früher reagiert werden. Mit der neuen Generation von Kardiotokographen ist die Qualität der externen Ultraschallableitung der internen mittels Skalpelektrode gleichwertig. Da die Ableitung durch Skalpelektrode zusätzlich das Risiko für die Entwicklung eines Amnioninfektionssyndroms erhöht, ist die externe Ableitung zu bevorzugen. Nur bei Problemen mit der Aufzeichnungsqualität sollte intern abgeleitet werden. Verletzungen des Kindes sind bei vorschriftsmäßiger Anwendung nicht zu befürchten.

Ausschluß einer Gesichtslage!
Schraubelektrode nicht mehr als 180° drehen!
Keine interne Ableitung bei HIV-positiver Mutter!

Interpretation

Beurteilt werden

- die *Basalfrequenz* (**base line**)

- *mittelfristige Abweichungen* der Herzfrequenz von der Basalfrequenz (**floating line** = Akzelerationen und Dezelerationen)

- *kurzfristige Herzfrequenzschwankungen* (Oszillation oder Fluktuation)

  - Oszillationsamplitude = Bandbreite

  - Oszillationsfrequenz = Makrofluktuation = Anzahl der Nulldurchgänge bzw. Gipfelpunkte

> *Ziel der systematischen CTG-Befundung ist es, eine drohende kindliche Hypoxie frühzeitig zu diagnostizieren !*

Da es neben der fetalen Hypoxie eine Reihe von Einflußgrößen gibt, die zu CTG-Veränderungen führen können (z.B. kindliche Bewegungen, mechanische Kompression der Nabelschnur oder des kindlichen Schädels in der Wehe, fetaler Singultus, Sedierung der Mutter mit Diazepam), besitzen CTG-Muster nur beschränkte Spezifität für das Erkennen einer fetalen Acidose.

> *Die engste Beziehung zur fetalen Hypoxie haben schwere Bradykardien (Basalfrequenz <100 spm) und Dezelerationen (insbesondere Spätdezelerationen)!*

Dezelerationen sind Frequenzabfälle von >15 spm unter die Basalfrequenz, die höchstens 3 min anhalten (über 3 min: Einstufung als Bradykardie).

Je nach Beziehung zur Wehe kann man wehensynchrone Dezelerationen (**Frühdezelerationen**) und Dezelerationen, die zeitlich verschoben zur Wehe auftreten (**Spätdezelerationen**), unterscheiden. Dezelerationen, die ohne feste Beziehung zu den Wehen auftreten, nennt man **variable Dezelerationen**.

Die terminale Bradykardie ist als längerfristige Dezeleration in der Austreibungsperiode definiert. Dabei bezieht sich "terminal" auf das bevorstehende Geburtsende und nicht auf den kindlichen Zustand (nicht zu verwechseln mit dem präfinalen sinusoiden CTG-Verlauf bei komplettem Oszillationsverlust und Dip II). Die terminale Bradykardie ist in ca. 50% der Fälle mit einer fetalen Acidose assoziiert.

Kurze spitze Dezelerationen unter 30 sec Dauer am wehenlosen Uterus oder ohne Beziehung zur Wehe werden als Dip 0 bezeichnet.

Synonyma

- frühe Dezeleration = Frühtief = *early deceleration = type I dip* = DIP I = Frühdezeleration

- späte Dezeleration = Spättief = *late deceleration = type II dip* = DIP II = Spätdezeleration

- variable Dezeleration = variables Tief = *variable deceleration = variable combination of type I dip and type II dip =* Kombination von DIP I und DIP II = Nabelschnurdezeleration

- DIP 0 = *spikes*

Die Beurteilung eines CTGs mittels Punkte-Score erleichtert eine standardisierte Bewertung und zwingt zur systematischen Analyse. Die beiden gebräuchlichsten Punkte-Scores sind der Fischer- und der Hammacher-Score.

Fischer-Score

Der Fischer-Score kommt **nur für antepartale CTGs** in Betracht.
Dabei gilt als normal:

- eine Basalfrequenz zwischen 120 und 160 spm,
- eine Fluktuation (Bandbreite) von 10-30 spm,
- eine Oszillation von >6 Nulldurchgängen/min,
- das Vorhandensein von sporadischen Akzelerationen (Herzfrequenzbeschleunigungen) als Ausdruck fetaler Großhirnaktivität und
- das Fehlen von Dezelerationen.

Fischer- Score	0	1	2
Basalfrequenz (spm)	<100 >180	min. 100-120 max. 160-180	120-160
Fluktuation (spm)	<5	5-10 >30	10-30
Oszillation	<2	2-6	>6
Akzelerationen	keine	periodische	sporadische
Dezelerationen	späte, variable mit prognost. ungünstigen Zusatzkriterien	variable	keine, sporadisch auftretende DIP 0

Registrierdauer: 30 min
Bei der Auswertung wird das jeweils ungünstigste Muster für Basalfrequenz, Fluktuation und Oszillation berücksichtigt. Das entsprechende Muster muß mindestens 10 min vorhanden sein.

Jede Abweichung von diesem Muster wird mit Punktabzügenbelegt:

- **Physiologisch:** Punktzahl 8-10

- **Suspekt:** Punktzahl 5-7 :
  Kniebeugenbelastungstest, Oxytocinbelastungstest, MBU!

- **Pathologisch:** Punktzahl <5 :
  MBU, falls nicht möglich, Sectio

Hammacher-Score

Der Hammacher-Score erlaubt eine differenziertere Betrachtung, insbesondere hinsichtlich Art und Häufigkeit von Dezelerationen. Er kann **sowohl ante- als auch intrapartal** angewandt werden.

Die Punktvergabe zur Beurteilung der Basalfrequenz (*base line*) ist problemlos möglich, während die Bewertung der Dezelerationen (*floating line*) und des Fluktuations-/Oszillationstypes einiger Erläuterungen bedarf.

Floating line: Einstufung verschiedener Dezelerationsformen. Als schwere variable Dezelerationen werden Herzfrequenzabfälle bezeichnet, bei denen die Herzfrequenz länger als 1 min unter die Basalfrequenz wegtaucht und dabei das Frequenzniveau von 70 spm unterschreitet. Im Hammacher-Score werden Frühdezelerationen als Dip I, Spätdezelerationen als Dip II und fragliche Dip II als Dip II (?) bezeichnet.

Fluktuations-/Oszillationstyp:

➡ Im Gegensatz zum Fischer-Score wird die Oszillation nicht als Anzahl der 0-Durchgänge, sondern als Anzahl von Gipfelpunkten angegeben!

Die kombinierte Betrachtung von Amplitude und Schwingungsfrequenz ergibt insgesamt 12 verschiedene Fluktuations-/Oszillationstypen (0a - IIIc). Das überwiegende Vorkommen des Typs IIb (>50 %) wird als physiologisch betrachtet. Alle anderen Muster werden mit Punkten belegt.

Die Summe der Punkte aus den 3 Untergruppen (*base line, floating line,* Oszillationstyp) ergibt den Hammacher-Score:

Hammacher- Score zur Auswertung von 30 CTG-Minuten

Punkte	Base line (spm)	Floating line	Fluktuation (OT)
6	>90% BL=FL bei 100% 0a und/oder 100% FL=100% 0a-IIIa		
5	<80, >10min.	100% Dip II	>90% 0a-IIIa Weckvers. neg.*
4	<80, >3min.	>2 schwere var. Dezelerat.	>60% 0a-IIIa
3	>180, >3min.	≥5 var. Dez. 1 schw. var. Dez., Dip II (?)	>30% 0a-IIIa OT nicht auswertbar
2	>180, >10min. <100, >10min.	≥5 Dip 0 ≥5 Dip I ≥2 var. Dez.	>50% IIb-IIc >90% 0b-0c
1	>160, >10min. <120, >10min.	≥3 Dip 0 ≥3 Dip I 1 var. Dez.	<50% IIb
0	120-160	≤2 Dip 0 <2 Dip I	>50% IIb

* Weckversuch durch Kniebeugen-Belastungs-Test, äußere
Manipulation oder Wechsellagerung

Tabelle zur Bestimmung des Oszillationstyps				
		Oszill.Typ		
Fluktuationstyp	Amplitude	a <2 spm	b 2-5 spm	c ≥6 spm
III saltatorisch	≥ 25 spm	IIIa	IIIb	IIIc
II undulatorisch	10-25 spm	IIa	IIb	IIc
I eingeschränkt	5-10 spm	Ia	Ib	Ic
0 silent	<5 spm	0a	0b	0c

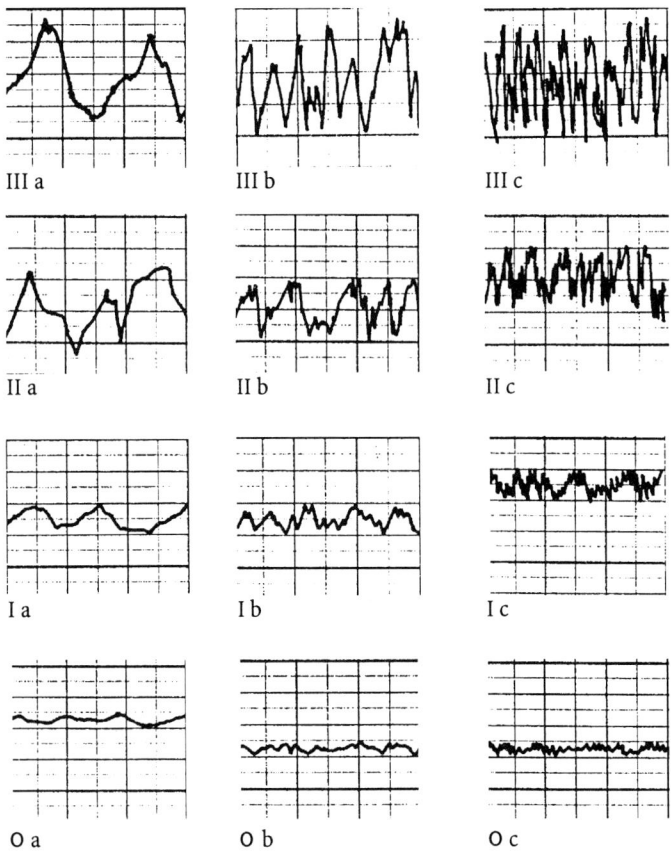

III a   III b   III c

II a   II b   II c

I a   I b   I c

0 a   0 b   0 c

Score-Auswertung

- Normal: 0-2

- Suspekt: 3-4

- Präpathologisch: 5-7

- Pathologisch: ≥ 8

Wertigkeit des Hammacher-Scores

Nimmt man an, daß ein CTG-Score von ≥4 mit einen fetalen pH Wert von <7,25 korrelieren soll, so ergibt sich für den Hammacher Score

- eine Sensitivität von 63%

- eine Spezifität von 84%

- ein PPW von 26%

D.h. ein Score von ≥ 4

- erkennt 63% aller fetalen Gefährdungen richtig,

- erkennt 84% aller fetalen Nichtgefährdungen richtig und

- sagt nur in 26% eine drohende fetale Gefährdung korrekt voraus, d.h. in 74% ergeben sich falsch positive Aussagen!

Daher können CTG - Scores nur als Hilfsmittel für die systematische Interpretation verstanden werden!

Allgemeine Richtlinien

- Präpartal:
  Späte Dezelerationen und das Fehlen von Akzelerationen bei
  Kindsbewegungen sind als prognostisch ungünstig zu werten.

- Intrapartal:
  Als Richtlinie gilt, daß eine Entscheidung zur operativen
  Geburtsbeendigung allein auf Grund des CTG nur getroffen
  werden sollte

  - bei terminaler Bradykardie

  - lang anhaltender Tachykardie ohne Geburtsfortschritt.

➥ **Bei allen anderen Fällen mit pathologischen CTG-Veränderungen (z. B. Dezelerationen mit prognostisch ungünstigen
Zusatzkriterien) sollte sich der Entschluß zur operativen Geburtsbeendigung am Ergebnis der fetalen Mikroblutuntersu-
chung (MBU) orientieren.**

Ungünstige Zusatzkriterien bei Dezelerationen

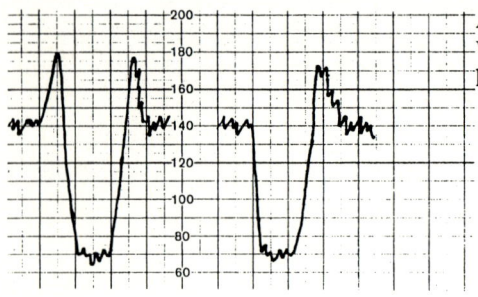

Abb. 4.
Verlust der initialen Akzeleration

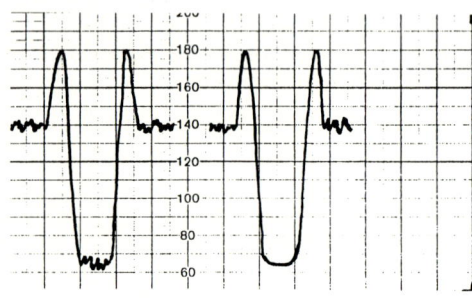

Abb. 5.
Oszillationsverlust in der Dezeleration

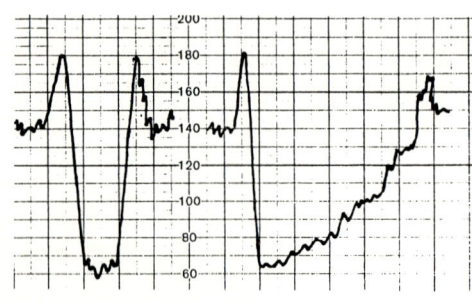

Abb. 6.
Abflachung der Anstiegsteilheit

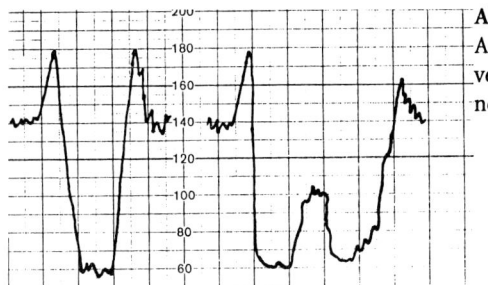

Abb. 7.
Auftreten gedoppelter, verrundeter Dezelerationen

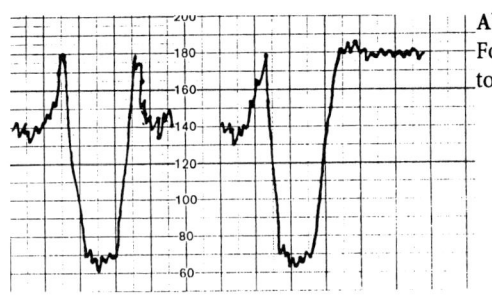

Abb. 8.
Fortbestehen kompensatorischer Akzelerationen

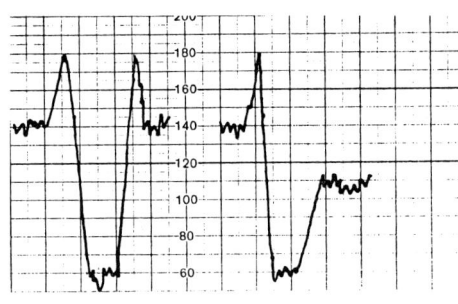

Abb. 9.
Nichterreichen der ursprünglichen Basalfrequenz

Ultraschall

Anwendungsarten

- vaginal
    - 5.-12. SSW: 5-7,5 MHz Schallkopf
- abdominal
    - 12.-30. SSW: 5 MHz Schallkopf
    - 30.-40. SSW: 3-3,5 MHz Schallkopf

Biophysik

Bei den im diagnostischen Bereich eingesetzten Intensitäten (weniger als 100 mWatt/cm^2) können keine biologischen Wirkungen festgestellt werden. Erst ab einer Intensität von mehreren Watt/cm^2 zeigen sich Gewebseffekte wie Erwärmung und Läsion und damit eine teratogene Wirkung.

Indikationen

Nach den Mutterschaftsrichtlinien 3 Termine:

- 9.-12. SSW: Bestimmung des Gestationsalters und frühzeitiges Erkennen von Mehrlingsschwangerschaften
- 16.-20. SSW: Biometrie zur Terminbestimmung, Mißbildungsscreening, Mehrlinge, Placentasitz
- 32.-36. SSW: Kontrolle von Wachstum, Organentwicklung, Lage
- Zusätzliche Untersuchungen insbesondere bei
    - Blutungen
    - Diskrepanz zwischen Uterusgröße und Schwangerschaftsdauer
    - Diabetes mellitus
    - Präeklampsie
    - Mehrlingen
    - Blutgruppeninkompatibilität
    - weiteren Schwangerschaftsrisiken

Untersuchungsablauf

1. Darstellung der Lage im Längsschnitt (Proportionen? Herzaktion?)

2. Biometrie

   - Scheitel-Steiß-Länge, bis 14. SSW

   - Kopf: biparietaler und frontooccipitaler Durchmesser (Abb. 10)

   - Cerebellum (transversaler Durchmesser)

   - Thorax (Abdomen):
     Durchmesser quer und anterior-posterior (Abb. 11)

   - Femurlänge

3. Verschiedene Querschnittsebenen mit Darstellung von

   - Hirnventrikeln

   - Herz: Vier-Kammer-Blick

   - Magen

   - Nieren

   - Bauchdecken

   - Blase

   - Wirbelsäule

4. Extremitätengliederung

5. Fruchtwassermenge: Bestimmung des größten vertikalen Fruchtwasserdepots in den vier uterinen Quadranten. Die vier gewonnenen Durchmesserwerte werden addiert. Aus der Summe läßt sich ein Indexwert ableiten:

Fruchtwasserindex (FWI)	Bedeutung
0 cm	Anhydramnion
> 0 - 5 cm	Oligohydramnion
5 - 20 cm	normale Fruchtwassermenge
> 20 cm	Polyhydramnion

6. Placentalokalisation (Placenta praevia?)

7. Im 3. Trimenon evtl. "biophysikalisches Profil":

   - Atembewegungen (mind. 30 sec. während einer 30 minütigen Beobachtung)

   - Körperbewegungen (mind. 3 Bewegungsgruppen/ 30 min.)

   - Tonus (mind. 1 schnelle Beuge/-Streckbewegung einer Extremität)

   - Fetale Herzfrequenz (mind. zwei Episoden mit Akzeleration bei fetalen Bewegungen)

   - Fruchtwassermenge (mind. ein Depot > 1cm)

In der BRD wird ein Stufenkonzept für Sonographie in der Schwangerschaft vorgeschlagen:

- Stufe I: Screening im Rahmen der Vorsorge (s. o.g. Untersuchungsablauf)

- Stufe II: Weiterführende Mißbildungsdiagnostik / gezielter Ausschluß

- Stufe III: s. II, zusätzl. invasive pränatale Diagnostik und Therapie

Bei Auffälligkeiten im Rahmen des Screenings (wie z.B. Abweichung eines Meßwertes um 2 Wochen und mehr, Nichtdarstellbarkeit eines der genannten Organe, abnormaler Fruchtwassermenge etc.) sollte die weitere Abklärung in der nächsthöheren Stufe erfolgen.

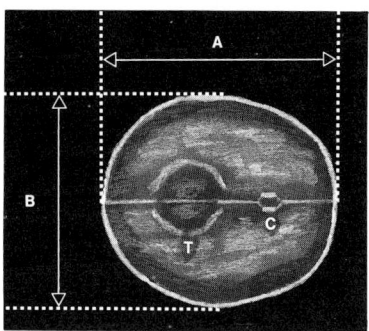

Abb. 10. Messung des fronto-occipitalen (A) und des biparietalen (B) Durchmessers des fetalen Schädels im Horizontalschnitt. Die korrekte Schnittebene ist durch die gleichzeitige Darstellung des Cavum septi pellucidi (C) und des Thalamus (T) definiert.

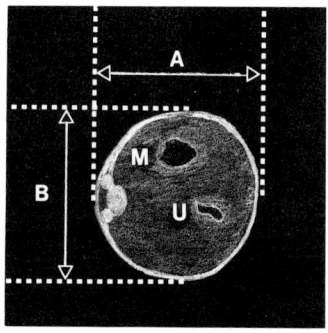

Abb. 11.: Messung des antero-posterioren (A) und des queren (B) Durchmessers des fetalen Thorax im Horizontalschnitt. Die korrekte Schnittebene ist durch die gleichzeitige Darstellung der Magenblase (M) und der Vena umbilicalis(U) definiert.

Doppler-Sonographie

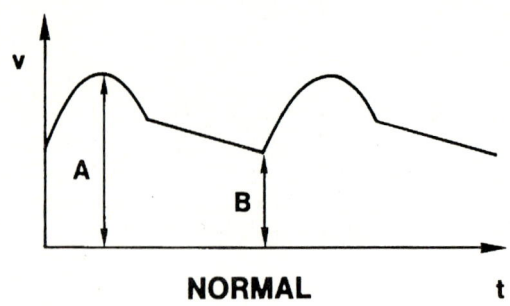

Abb. 12.
Normales
Flußmuster

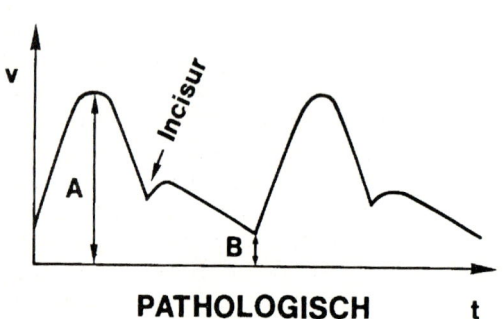

Abb. 13.
Pathologisches Fluß-
muster, enddia-stoli-
sche Geschwindigkeit
(B) stark vermindert.
Incisur durch redu-
zierte Compliance.

Prinzip

Die Ultraschallwellen werden vom Blutstrom reflektiert. Je nach Strö-
mungsgeschwindigkeit wird die Frequenz des Schalls nach dem Dopp-
ler-Prinzip unterschiedlich stark geändert. Diese Frequenzänderung
wird hörbar und sichtbar gemacht, und somit können die unterschied-
lichen Blutströmungsgeschwindigkeiten während Systole und Diastole
im Zeitverlauf als "Strömungsprofil" dargestellt werden. Beurteilt wird
die Form dieser Kurve und vor allem das Verhältnis von systolischer
Maximalgeschwindigkeit (A) zur Minimalgeschwindigkeit (B) am
Ende der Diastole. Ein Strömungsverlust in der Diastole gilt als pathologisch und zeigt eine Widerstandserhöhung im betreffenden Stromge-

biet des Gefäßes - also z.B. in der Placenta - an. Dies weist auf Gefäßver-
engungen und Minderdurchblutung und somit auf eine Insuffizienz
der Placenta hin.

Interpretation

Untersucht werden auf der **mütterlichen** Seite der Placenta die Haup-
täste der Uterinarterien und deren kleinere Verzweigungen, die Arka-
denarterien. Veränderungen in den mütterlichen Gefäßen kommen bei
hypertensiven Schwangerschaftserkrankungen besonders häufig vor
und können unabhängig davon oft mehrere Wochen vor dem Auftreten
pathologischer CTG-Veränderungen nachgewiesen werden. Eine Incisur zu Beginn der Dia-stole bei noch normaler diastolischer Strömung
kann ein erster Hinweis auf eine beginnende Placentainsuffizenz sein.

Auf der **kindlichen** Seite können vor allem die Arteria umbilicalis, fer-
ner die Aorta, die Vena cava inferior und die Arteria carotis interna
bzw. A. cerebri media untersucht werden. Veränderungen in der **Arteria
umbilicalis** z.B. erniedrigter diastolischer Flow oder venöse Pulsatio-
nen der Vena umbilicalis treten meist erst im Zeitraum von ca. 1-2 Wochen vor fetaler Gefährdung auf. Geringgradige Strömungsvermindre-
rungen sind vereinzelt auch reversibel. Ist die Widerstandserhöhung
(z.B. in der Nabelschnurarterie) so stark ausgeprägt, daß in der Diastole keine Strömung mehr nachweisbar ist (diastolischer Nullfluß), muß
innerhalb von Tagen mit *"fetal distress"* gerechnet werden. Eine zunehmende Gefährdung des Feten zeigt sich durch ein spezifi-sches Flußmuster in der **A. cerebri media.** Man erkennt eine Zentralisation des
kindlichen Kreislaufes mit Zunahme des diastolischen Blutflusses bei
gleichzeitiger Abnahme der Strömung in der Aorta ("brain sparing effect")

Indikationen

(s. Flußdiagramm FETALE WACHSTUMSRETARDIERUNG Seite 279)

Nach Anamnese (Zeitpunkt für Erstuntersuchung: ca. 26. SSW)

- Zustand nach IUFT
- Zustand nach Mangelgeburt
- Zustand nach Präeklampsie
- Uterusfehlbildungen

Nach Befund

- Präeklampsie
- Sonographische Wachstumsretardierung
- Mehrlingsschwangerschaft
- Diabetes mellitus

Konsequenzen

Pathologische Doppler-Befunde sind als **prospektiver** Indikator für eine künftige fetale Gefährdung zu interpretieren. CTG-Muster zeigen eine engere Korrelation mit dem **aktuellen** fetalen Zustand.

Es sollte jedoch eine dem Schweregrad der Veränderungen angepaßte Überwachung mittels CTG und ggf. Wehenbelastungstest erfolgen und die Doppler-Untersuchung in etwa 14tägigen Abständen wiederholt werden.

- Bei hochpathologischem fetalem Doppler in der A. umbilicalis (nur noch **geringer oder aufgehobener diastolischer Fluß** nachweisbar):
  - stationäre Aufnahme
  - engmaschige CTG-Kontrollen

➥ Bei diastolischem Block und suspektem CTG sollte die Indikation zur Sectio dringend erwogen werden! Bei extremer Frühgeburtlichkeit oder nicht abgeschlossener Lungenreife Nabelschnurvenenpunktion zur Blutgasanalyse

Bei unauffälliger Blutgasanalyse Doppler-Untersuchung zusätzlicher Gefäße (v.a. A. cerebri media) in kurzen Abständen als Zusatzindikator zur Erkennung einer Gefährdung des Feten

---

Aus auffälligen Befunden der Doppler-Untersuchung allein kann derzeit noch keine Indikation zur Sectio gestellt werden. Normale Blutflußmeßwerte schließen eine akut auftretende Perfusionsstörung nicht in jedem Fall aus.

Amniocentese, Chorionzottenbiopsie

Prinzip

- Amniocentese (AC): Gewinnung von FW

- Chorionzottenbiopsie (Chorionic Villous Sampling, CVS):
  Aspiration von placentarem Zottenmaterial von vaginal oder
  transabdominal

Indikationen

AC und CVS

- Mütterlicher Altersfaktor (>35 J)

- väterlicher Altersfaktor: ab 41. LJ, epidemiologische Daten
  jedoch widersprüchlich

- "psychische" Indikationen (die Altersgrenze ist willkürlich
  festgelegt, jede Altersgruppe beinhaltet ein bestimmtes Risiko
  für eine Chromosomenaberration)

- niedriges (<0,5 MOM) oder hohes (>2,5 MOM)
  α-Fetoprotein (bei hohem α - Fetoprotein evtl. Stufe III
  Ultraschall ausreichend)

- vorausgegangene Geburt eines Kindes mit
  Chromosomenaberration

- ein Elternteil Träger einer balancierten
  Chromosomentranslokation

- durch biochemische oder molekulargenetische Methoden
  diagnostizierbare Stoffwechselerkrankungen
  (z.B. Mukoviscidose)

- suspekte Ultraschallbefunde (frühe Wachstumsretardierung,
  Oligo- und Polyhydramnion, Fehlbildungen wie z.B.
  Omphalocele, Hygroma colli, Extremitätenfehlstellungen)

> **Vor jeder invasiven pränatalen Diagnostik eingehende Aufklärung der Eltern über die Aussagekraft des Befundes sowie über mögliche Konsequenzen und Risiken des Eingriffs!**

AC

- Standardmethode zur pränatalen genetischen Abklärung

CVS

- Aufgrund der methodischen Probleme (s.u. Risiken) sollte die CVS nur nach eingehender genetischer Beratung bei Schwangeren mit mittlerem und hohem genetischem Risiko durchgeführt werden

Technik

AC

- Transabdominale ultraschallgesteuerte Punktion und Aspiration von 16 ml Fruchtwasser ab der 14. SSW. Chromosomenanalyse aus abgeschilferten fetalen Zellen und Amnionzellen nach 1-2 wöchiger Kultur. Parallel AFP-Bestimmung aus dem Fruchtwasser

CVS

- Transcervikale (9.-12. SSW) bzw. transabdominale (ab 12. SSW) Aspiration von 5-50 μg Trophoblastgewebe Chromosomenanalyse aus dem Cytotrophoblast (Direktpräparation: Ergebnis innerhalb weniger Stunden verfügbar, oder Kurzzeitkultur: Ergebnis nach 24 h verfügbar) bzw. aus dem Zottenstroma (Langzeitkultur: Kulturdauer 2-3 Wochen)

- Neben der Chromosomenanalyse können aus den fetalen Zellen eine große Anzahl von Stoffwechselerkrankungen durch DNA-Analyse (z.B. Mucoviscidose) oder Proteinanalysen (pathologische Enzymaktivitäten oder Stoffwechselprodukte) diagnostiziert werden

Risiken

- Abortrisiko

  - *AC*: < 1 %

  - *CVS*: zwischen 3,5 % - 5 %
    nach den bisher vorliegenden Studien in der gleichen Grö-
    ßenordnung wie bei AC (methodisch schwer zu bestim-
    men, da die CVS zu einem früheren Schwangerschafts-
    Zeitpunkt durchgeführt wird und damit mit einer wesent-
    lich höheren "Hintergrundabortrate" -Altersgruppe von
    35 Jahren: ca. 4,5% - belastet ist)

- Infektionsrisiko (septischer Abort)

  - *AC und CVS*: ca. 0,1%

- Falsch positive und falsch negative Befunde

  - *AC*: extrem selten

  - *CVS*:
    Falsch positiv: in ca. 1% aller CVS
    genetische Mosaikbefunde, die sich beim Neugeborenen
    nur in 10 % der Fälle bestätigen
    Falsch negativ: nur Einzelfallberichte mit durchgeh-end
    diskrepanten Befunden ("non-mosaic inconsistency") z.B.
    Trophoblast normaler Chromosomensatz, fetales Gewebe
    Trisomie 18

    Deshalb sollte immer eine Langzeitkultur mit angelegt
    werden.

**Bei Mosaikbefund in der Chorionzottenbiopsie muß eine
zusätzliche Abklärung durch Amniocentese erfolgen!**

- andere Risiken

  - *CVS*:
    Risiko der Extremitätenmißbildung scheint erhöht zu sein
    (etwa auf das Doppelte), besonders, wenn vor der 10. SSW
    punktiert wird

Überwachung

- Beide Eingriffe werden ambulant durchgeführt
- Am Folgetag und 1 Woche nach dem Eingriff Kontrolle der kindlichen Herztöne durch den überweisenden Frauenarzt

---

Bei rh-negativen Frauen stets Anti-D-Prophylaxe!

Partogramm

Kontinuierliche Aufzeichnung von MM-Weite und Höhenstand des vorangehenden Teiles zur frühzeitigen Erkennung eines abnormalen Geburtsverlaufes.

Wertigkeit

Es existiert keine objektive Untersuchungsmethode, die einen abnormalen von einem normalen Geburtsverlauf unterscheiden kann!

Der Geburtsverlauf wird durch 6 Faktoren bestimmt:

- **Wehen:** Dauer, Häufigkeit, Intensität

- **Muttermund:** Dilatation, Verkürzung

- **Vorangehendes kindliches Teil:** Höhenstand

MM-Dilatation und Höhenstand besitzen die engste Korrelation zum Geburtsverlauf. Durch die kontinuierliche Aufzeichnung dieser Parameter ist ein abnormaler Geburtsverlauf am besten zu erkennen.

Kriterien

Im Partogramm werden die Eröffnungs- (EP) und Austreibungsperiode (AP) der Geburt dokumentiert.

Die **Eröffnungsperiode** reicht vom Wehenbeginn bis zum Zeitpunkt der vollständigen MM-Eröffnung.

Die EP wird in eine **latente Phase** (bis 4 cm MM-Eröffnung) mit langsamer Dilatation und eine **aktive Phase** (bis 10 cm MM-Eröffnung) mit rascher Dilatation unterteilt.

In der **latenten Phase** laufen an der Cervix uteri biochemische Vorgänge ab, die zu einer Veränderung von Konsistenz und Elastizität führen. Dies geschieht klinisch inapparent, stellt jedoch eine wichtige Vorbereitung für eine regelgerechte Dilatation in der aktiven Phase dar. Zudem beginnen die Wehen sich in dieser Phase zu koordinieren und zu polarisieren. Die Dauer der latenten Phase der EP ist sehr variabel (median: 6,4 h bei Erstgebärender, 4,8 h bei Mehrgebärender), sollte aber in der Regel nicht länger als 20 h bei Erstgebärenden und 14 h bei Mehrgebärenden sein. Bei Überschreiten dieser Zeitgrenzen und Nachlassen der Wehen dürfte ein "falscher" Geburtsbeginn *(false labor)* vorliegen. Dies ist jedoch immer eine retrospektive Diagnose.

Für die **aktive Phase** wird für die Erstgebärende eine MM-Eröffnung von 1,2 cm/h, für die Mehrgebärende von 1,5 cm/h als Richtwert angegeben.

Die **Austreibungsperiode** beginnt bei vollständigem MM und endet mit der Geburt des Kindes.

Die AP dauert bei der Erstgebärenden ca. 1 Stunde, bei der Mehrgebärenden 1/2 Stunde.

➡ **Die angegebenen Richtwerte sind bei Geburtserleichterung durch PDA wesentlich verlängert!**

Im Partogramm gilt die sogenannte *"Warnlinie"* als Richtwert für die Geschwindigkeit der regelrechten MM-Eröffnung. Eine Abweichung der beobachteten MM-Eröffnung von diesem Richtwert um mehr als 2 Stunden wird als pathologisch angesehen. Daher wird parallel zur Warnlinie, mit einer zeitlichen Verschiebung von 2 Stunden, die sogenannte *"Aktionslinie"* eingezeichnet. Kreuzt die eingezeichnete MM-Dilatationskurve die Aktionslinie, so sollte aktiv eingegriffen werden.

Ab einer MM-Weite von 8 cm ist bei normalem Geburtsverlauf ein Tiefertreten des kindlichen Kopfes von 1 cm/h (Nullipara) bzw. 2 cm/h (Multipara) als normal anzusehen.

Untersuchungsmethoden

Bei normalem Geburtsverlauf wird in der latenten Phase der EP 4-6 stündlich, in der aktiven Phase ca. 2 stündlich untersucht. Bei abnormalem Geburtsverlauf sind kürzere Abstände zwischen den Untersuchungen notwendig.

- Palpation der Cervix

  - MM-Weite: geschlossen (0 cm) bis vollständig (10 cm)

  - Portiolänge: nicht geburtsbereit (3 cm) bis vollkommen aufgebraucht (papierdünn ausgezogen)

- Palpation des vorangehenden Teiles

  - Identifikation des vorangehenden Teiles:
    Schädel, Steiß oder kleine Teile

  - Höhenstand:
    Beziehung des vorangehenden Teiles zur Spina ischiadica
    des weiblichen Beckens. Einteilung in 9 Stationen, wobei
    Beckeneingang Station -4 (4 cm über 0), Beckenmitte Sta-
    tion 0 und Beckenboden Station +4 (4 cm unter 0) bedeu-
    tet

  - Einstellung:
    Die Beziehung des führenden Teiles zum Geburtskanal.
    Die kleine Fontanelle wird als " Y ", die große Fontanelle
    als "◊" eingezeichnet

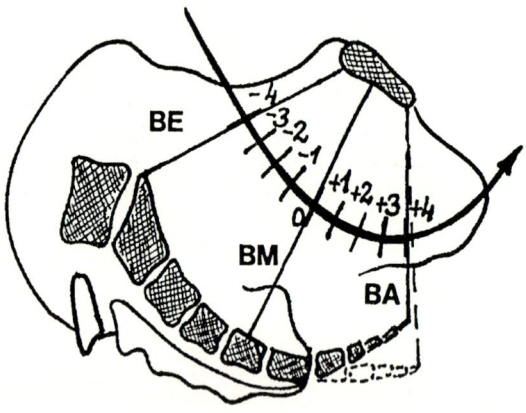

Abb. 14. Einteilung zur Abschätzung des Höhenstandes des vorangehenden Teiles. Die angegebenen Zahlen (in cm) beziehen sich auf die
Interspinalebene (BM=Beckenmitte = 0 cm). Die Beckeneingangsebe-
ne (BE) befindet sich 4 cm oberhalb (-4), die Beckenausgangsebene
(BA) 4 cm unterhalb (+4) der Interspinalebene.

- MM-Weite, Höhenstand und Einstellung des VT werden bei jeder Untersuchung auf dem Partogramm in ihrem zeitlichen Verlauf dokumentiert

Auswertung

Latente Phase der Eröffnungsperiode

In der latenten Phase ist eine Intervention nur bei Vorliegen von zusätzlichen Risikofaktoren (vorzeitiger Blasensprung, pathologisches CTG) gerechtfertigt.

"Warnlinie" und "Aktionslinie" besitzen keine Bedeutung.

Bei verlängerter latenter EP kann durch Analgesie (PDA, Pethidin) eine therapeutische Ruhephase induziert werden. Dies führt häufig zum Beginn der aktiven Phase der EP.

Keine Amniotomie, kein Oxytocin in der latenten Phase der Eröffnungsperiode!

Aktive Phase der Eröffnungsperiode

Schneidet die Kurve der Cervixdilatation die "Warnlinie", er-scheint eine Störung des physiologischen Geburtsablaufes wahrscheinlich, es kann jedoch noch abgewartet werden (Abb. 15). Wird die "Aktionslinie" gekreuzt, so sollte abhängig von der Ursache der Störung gehandelt werden (Abb.16).

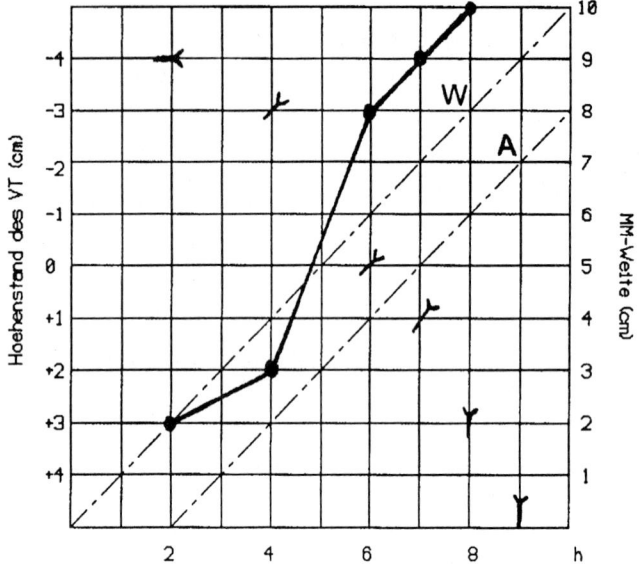

Abb. 15. Partogramm mit Kreuzen der Warnlinie (W). Die Kurve der MM-Dilatation zeigt einen normalen sigmoidalen Verlauf. Die Warnlinie wird bei Stunde 2 (2h) gekreuzt. Ab Stunde 4 kommt es zu einer Beschleunigung der MM-Dilatation und bei Stunde 4,8 zu einem Rückkreuzen der Warnlinie und damit zu einem weiteren normalen Verlauf auf der linken Seite der Warnlinie. Die Aktionslinie (A) bleibt unberührt, so daß nicht interveniert werden muß. Die kleine Fontanelle (Y) führt, und der VT tritt kontinuierlich tiefer.

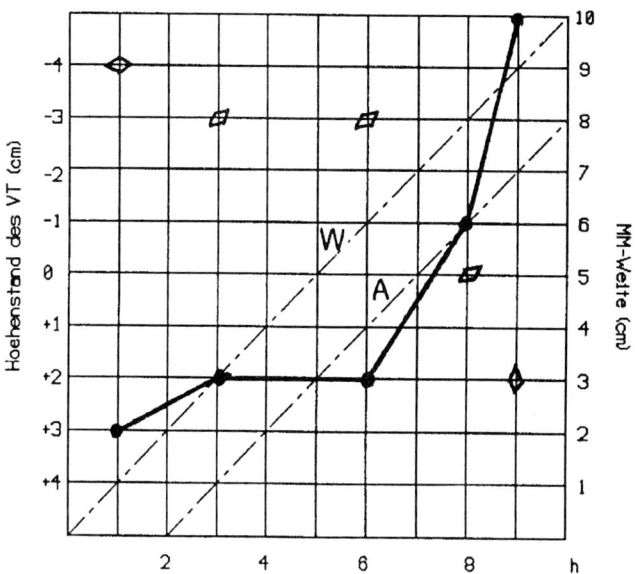

Abb. 16. Partogramm mit Kreuzen der Warnlinie (W) und Aktionslinie (A). Die Kurve der MM-Dilatation zeigt zwischen Stunde 3 und 6 einen Geburtsstillstand, wobei zunächst die Warn- und dann die Aktionslinie gekreuzt wird. Das Legen einer PDA, verbunden mit Oxytocingabe, beschleunigt den weiteren Geburtsverlauf, es kommt zu einem Rückkreuzen über Aktions- und Warnlinie, und bei Stunde 9 ist der MM vollständig. Die große Fontanelle führt (◊), es handelt sich um eine Vorderhauptslage. Nach einer Verzögerung zwischen Stunde 3 und 6 kommt es zu einem normalen Tiefertreten des VT bis +2.

Abhängig von den verschiedenen Ursachen der MM-Dilatation können folgende **Maßnahmen nach Kreuzen der Aktionslinie** eingeleitet werden:

- **Verzögerte,** aber kontinuierliche MM-Dilatation: meist keine spezifische Therapie notwendig,
  bei gleichzeitiger uteriner oder cervikaler Dystokie Oxytocin und/oder PDA

- **Stillstand** der MM-Dilatation für mehr als 2 Stunden und kein Tiefertreten des vorangehenden Teiles:
  1. Wiederholung der Pelvimetrie und Beurteilung der kindlichen Größe durch äußere Untersuchung
  2. Müller-Hillis-Manöver: Untersuchung in der Wehe mit gleichzeitigem Fundusdruck. Dabei ergeben sich zwei Möglichkeiten:

  - Kopf tritt tiefer:
    vaginale Entbindung anstreben mit Schmerzerleichterung und Weichteilentspannung durch Analgesie (PDA)
    bei gleichzeitiger uteriner Dystokie:
    Gabe von Oxytocin

  - Der Kopf ist fixiert, ausgeprägte Kopfgeschwulst: V.a. Mißverhältnis, Entbindung durch Sectio

- Bei verzögerter MM-Dilatation oder Stillstand der MM-Dilatation **mit** gleichzeitiger **Anomalie** der Stellung, Haltung oder Einstellung des vorangehenden kindlichen Teiles (am häufigsten hintere Hinterhauptslage):

  - spezielle Lagerung der Mutter: Schaukellagerung, Bekkenhochlagerung, Knie-Ellenbogen-Lagerung, Bekkenkreisen auf dem Pezzi Ball

  - Versuch der manuellen Drehung des Kopfes

1.2. Schwangerschaftsrisiken

Wachstumsretardierung, Placentainsuffizienz

Definition
Wachstumsretardierung

Die Normalverteilung von Gewicht und Länge für das entsprechende Gestations- und Lebensalter kann aus Wachstumskurven (z.B. der sogenannten Züricher Wachstumskurve) abgelesen werden (s. Anhang). Der Verlauf der Wachstumskurven hängt auch vom Gewicht der Mutter und der Parität ab.

Eine fetale intrauterine Wachstumsretardierung kann erst **bei der Geburt** retrospektiv diagnostiziert werden:

- leichte bis mäßige Retardierung bei Unterschreiten der 10. Gewichtsperzentile. Inzidenz: 10%

- schwere Wachstumsretardierung bei Unterschreiten der 3. Gewichtsperzentile. Inzidenz: 3%

Präpartal wird die fetale Wachstumsretardierung vermutet, wenn

- das durch Ultraschall geschätzte fetale Gewicht um mindestens 2 Wochen gegenüber dem angegebenen *US-Normmeßwert* (s. Anhang) zurückliegt oder

- die 10. bzw. 3. Gewichtsperzentile der *Wachstumskurve* (s. Anhang) unterschritten wird

Zeitpunkt

- Frühe Wachstumsretardierung: Auftreten im 2. Trimenon

- Späte Wachstumsretardierung: Auftreten im 3. Trimenon

Form

- Symmetrische Wachstumsretardierung:
  Kopf- und Rumpfwachstum dystroph

- Asymmetrische Wachstumsretardierung:
  Kopfwachstum normal, Rumpfwachstum dystroph (bessere
  Prognose durch normales Wachstum des Gehirns)

Placentainsuffizienz

Eine Störung im Stoffaustausch und der Syntheseleistung der Placenta,
die sogenannte Placentainsuffizienz, ist mit der intrauterinen Wachstumsretardierung des Feten eng assoziiert.

Zeitlicher Verlauf

- Akute Placentainsuffizienz:
  tritt subpartal auf (z.B. durch Minderperfusion bei
  einsetzender Wehentätigkeit)

- Subakute Placentainsuffizienz:
  tritt im Verlauf von mehreren Tagen auf (z.B. bei
  Übertragung)

- Chronische Placentainsuffizienz:
  erstreckt sich über Wochen bis Monate und führt zu einem
  dystrophen fetalen Wachstum (z.B. bei mütterlichem
  Diabetes mellitus)

Ätiologie

Mütterliche Ursachen

- Anämie

- kardiovaskuläre Erkrankung

- Kollagenosen

- Niereninsuffizienz

- Drogen, Alkohol, Nikotin, Medikamentenabusus

- Diabetes mellitus

- Uterus myomatosus

- schwangerschaftsinduzierte Hypertonie

- Präeklampsie

- chronische Hypertension

- Virusinfektionen

Fetale und placentare Ursachen

- Aneuploidie

- Mißbildungen

- Hämolyse

- Placenta praevia

- Amnioninfektionssyndrom

- Chorioangiome

Diagnose
Klinisch

- Diskrepanz zwischen Symphysen-Fundus-Abstand und Gestationsalter:
  Der Abstand zwischen Symphyse und Oberkante des Uterusfundus vergrößert sich um 1 cm/Woche zwischen der 20. und 36. SSW

Endokrine Parameter

- Abfall von E_3- und/oder HPL

Ultraschallbiometrie

Anwendung gezielt auf Grund eines klinischen Verdachtes oder im Rahmen des Ultraschall-Screenings.
Gemessen werden entweder biparietaler Durchmesser und Thoraxquerdurchmesser oder Kopf- und Thoraxumfang.

Ein sicherer Nachweis der Wachstumsretardierung ist per definitionem ante partum nicht möglich, da zu diesem Zeitpunkt das Gewicht nur geschätzt werden kann.

Der mittlere Schätzfehler liegt bei ca. 300 g. Dies führt vor allem in den niederen Gewichtsklassen und bei Frühretardierung zu gravierenden klinischen Fehleinschätzungen! Zur Beurteilung werden die Normwerte nach Shepard empfohlen.

	Ultraschall	Symphysen-Fundus-Abst.	E3-Werte
Sensitivität [%]	67	67	35
Spezifität [%]	88	80	75
PPW [%]	44	54	59
NPW [%]	95	93	52

➡ **Die Kombination von Ultraschall und klinischen Befunden besitzt die höchste Wertigkeit zur Früherkennung der intrauterinen Wachstumsretardierung.**

Vorgehen bei Verdacht auf Wachstumsretardierung

Zunächst Überprüfung der Terminfestlegung durch die vor der 20. Schwangerschaftswoche erhobenen Meßwerte.

Auf Grund der physiologischen Streubreite im Wachstum sind Messungen nach der 20. Schwangerschaftswoche zur Terminfestlegung nicht geeignet!

Sind nach einer eventuellen Korrektur des Gestationsalters die erhobenen Meßwerte um 2 Wochen kleiner als für das aktuelle Gestationsalter zutreffend, ist eine Wachstumsretardierung anzunehmen.

Weitere Diagnostik bei Verdacht auf Wachstumsretardierung

- Ausschluß von Präeklampsie, fetalen Fehlbildungen

- Bei früher Wachstumsretardierung:

    - Ausschluß von Chromosomenaberrationen

    - Ausschluß von Infektionen (TORCH = Toxoplasmose, Röteln, Cytomegalievirus, Herpesvirus)

Überwachung
(s. Flußdiagramm FETALE WACHSTUMSRETARDIERUNG Seite 279)

- CTG

- biophysikalisches Profil (fetale Bewegungen, Herzfrequenz, Fruchtwassermenge)

- Doppler-Sonographie (uteroplacentare, fetoplacentare und fetale Blutströmungsprofile)

- sonographische Wachstumskontrolle (10-14tägig)

- Hormonwerte (E_3)

Therapie
(s. Flußdiagramm FETALE WACHSTUMSRETARDIERUNG Seite 279)

> **Erhöhte fetale Morbidität und Mortalität durch verminderte Belastbarkeit des Feten!**

- Wichtige Faktoren für geburtshilfliche Entscheidungen

    - Risiko der Frühgeburtlichkeit

    - Grad der intrauterinen Hypoxiegefährdung

- Wichtigstes Kriterium für den aktuellen fetalen Zustand:

    - CTG

- Zusatzkriterien:
  - pathologischer Doppler
  - abfallende E_3-Werte
  - abnehmende Kindsbewegungen
  - Abnahme der Fruchtwassermenge
  - Wachstumsstillstand
- Bei konservativem Vorgehen:
  - Lungenreifebehandlung mit Corticoiden
  - Magnesium oral
  - Bettruhe mit Linksseitenlagerung (verbessert die Perfusion der feto-placentaren Einheit)
  - bei Wehentätigkeit niedrig dosierte i.v.-Tokolyse
  - Gabe von Antihypertonika, Heparin, Plasmaexpander und β-Sympathomimetika von nicht bewiesener Effektivität!

Keine hoch dosierte i.v.-Tokolyse!
β-Mimet ika führen zu relativem Volumenmangel bei der Mutter und damit zu akuter uteriner Perfusionsverschlechterung
("steal effect")!

Diabetes mellitus

Pathophysiologie

In der Frühschwangerschaft sinkt der Insulinbedarf durch insulinotropes hCG.

Ab der 20. Schwangerschaftswoche nimmt die Glucose-Toleranz durch zunehmende Konzentration von diabetogenen Hormonen (HPL, Cortison, Progesteron) und verminderter peripherer Insulinwirkung ab.

Die fetale Insulinproduktion setzt ab der 16. Schwangerschaftswoche ein. Ab der 28. Schwangerschaftswoche kann durch maternale Hyperglykämie ein fetaler Hyperinsulinismus induziert werden. Dies führt zur diabetogenen Fetopathie.

Einteilung

WHO

- Typ I: insulinabhängig=juveniler Diabetes

- Typ II: insulinunabhängig=Erwachsenendiabetes

- Sekundärer Diabetes mellitus (bei Pankreaserkrankungen und Endokrinopathien)

- Subklinischer Diabetes: Nüchtern-Blutzucker normal; pathologischer OGT

- Latenter Diabetes: normaler OGT; nur in Streßsituationen (z.B. Schwangerschaft) pathologischer OGT

Nach White

A   abnormale Glucosetoleranz, die diätetisch eingestellt werden kann

B   Beginn nach dem 20. LJ oder 10 Jahre Dauer

C   Beginn zwischen 10. und 19. LJ oder 10-19 Jahre Dauer

D   Beginn vor dem 10. LJ oder 20 Jahre Dauer oder benigne Retinopathie

E   Kalzifikation der Beckenarterien

F   Glomerulosklerose

G   mehrfache geburtshilfliche Mißerfolge

H   Koronarsklerose

R   proliferative Retinopathie

RF Glomerulosklerose und proliferative Retinopathie

T   Zustand nach Nierentransplantation

Definition

Prä-Schwangerschafts-Diabetes (schließt alle WHO Klassifikationen mit Ausnahme von latentem Diabetes ein) meist insulinpflichtig, selten nur diätetisch einstellbar

➥   Typ-II-Diabetikerinnen zu Beginn der Schwangerschaft, falls möglich präkonzeptionell, von oralen Antidiabetika auf Insulin umstellen!

Schwangerschafts-Diabetes = Kohlenhydratintoleranz von unterschiedlichem Schweregrad mit Beginn oder Ersterkennung während der Schwangerschaft (latenter Diabetes vom Typ I oder Typ II, der in der Schwangerschaft manifest wird, oder subklinischer Diabetes, der vor der Schwangerschaft nicht erkannt wurde) meist diätetisch einstellbar, selten insulinpflichtig

Früherkennung

Anamnestische Risikofaktoren

-   Ungeklärte perinatale Verluste

-   Kinder >4000 g

-   wiederholte Frühgeburten

-   wiederholte Aborte

-   Diabetes in der Familie

-   Mißbildung

Klinische Hinweise

- Hydramnion

- Alter >30 Jahre

- Makrosomie

- Adipositas

- wiederholte Glukosurie

- Präeklampsie

- rezidiv. Harnwegsinfekt

- Screening-Test in der 26. Schwangerschaftswoche:
  50 g Glucose p.o., falls Blutzucker eine Stunde postprandial >140 mg% (>7.7 mmol/l) sollte ein oraler Glucose-Toleranztest (OGT) folgen:
  Normwerte (nach 100 g Glucose per os):

Nüchternwert	< 90 mg %	<5,0 mmol/l
erster postprandialer Wert	<170 mg %	<9,4 mmol/l
zweiter postprandialer Wert	<144 mg %	<8,0 mmol/l
dritter postprandialer Wert	<127 mg %	<6,9 mmol/l

- HbA1c erhöht (Norm 3,9 ± 0,7 %)

- Glucose und Aceton im Urin nachweisbar

Überwachung

Überwachung bei Prä-Schwangerschafts- und Schwangerschafts-Diabetes

Bereits die präkonzeptionelle Blutzuckereinstellung ist von großer Bedeutung. Anomalien wie sakrale Agenesie und Ventrikelseptumdefekte können durch Hyperglykämie in der 3.-6. Schwangerschaftswoche verursacht werden.

- Bis zur 28. Schwangerschaftswoche monatliche Kontrolluntersuchung (bei Prä-Schwangerschafts- Diabetes in der Diabetes-Sprechstunde). Hierbei Kontrolle von folgenden Parametern:

  - Fetometrie

  - Dopplersonographie

  - Blutzuckertagesprofile

- HbA$_{1C}$

- Glucose und Aceton im Urin (ein postiver Test im Verlauf eines Tages ist noch nicht pahtologisch)

- bakteriologische Vaginalabstriche

- Augenärztliche Untersuchung

- nach der 28. Schwangerschaftswoche zweiwöchige Kontrollen in der Diabetes-Sprechstunde

- **Stationäre Aufnahme** unabhängig von der SSW

  - bei maternaler Gefährdung (Blutzuckerschwankungen, Präeklampsie, Infektionen)

  - bei kindlicher Gefährdung (Wachstumsretardierung, nachlassende Kindsbewegungen)

- Bei stationärem Aufenthalt zusätzliche Kontrolle von:

  - E3 im Serum, täglich

  - CTG, 3x täglich

  - Sonographie und Doppler in 14-tägigem Abstand

  - HbA1c in 4-wöchigem Abstand

➡ **BEACHTE: Bei intrauterinem Fruchttod in der Anamnese stationäre Aufnahme ca. 1-2 Wochen vor Erreichen des Schwangerschaftsalters des vorausgegangenen intrauterinen Fruchttods**

Besonderheiten bei nicht-insulinpflichtigem Diabetes

- Diätetische Beratung und Einstellung auf entsprechende kcal-Diät

- Postprandiale Blutzuckerkontrolle 1 x wöchentlich mit Gewichts- und Urinaceton-Bestimmung

  - Postprandialer Blutzucker > 120-130 mg % oder > 7,3 mmol/l:
    stationäre Aufnahme mit Neueinstellung auf Insulin

- Bei Gewichtsabnahme oder Acetonnachweis im Urin Kalorien um 200 kcal pro Tag erhöhen

Besonderheiten bei insulinpflichtigem Diabetes
- Stationäre Aufnahme in der 35. SSW

Gefahrenzeichen

Mütterlich
- Nachlassender Insulinbedarf
- Präeklampsie

Kindlich
- Nachlassende Kindsbewegungen
- Wachstumsretardierung
- Makrosomie
- E_3-Abfall
- CTG-Veränderungen
- pathologischer Dopplerbefund

Therapie

Praktische Tips

- Der Kalorienbedarf in der Schwangerschaft übersteigt den Normalbedarf um etwa 300 kcal/d

- Ambulante BZ-Einstellung (zuerst 2-3 mal tgl. Injektion von Altinsulin zu den Mahlzeiten, dann Versuch auf insgesamt 2 tgl. Gabe einer Kombination von Alt- und Depotinsulinpotinsulin)

- Falls BZ- Einstellung unter ambulanten Bedingungen suboptimal: stationäre Aufnahme in der Frühschwangerschaft zur Neueinstellung

- Bei BZ-Erhöhung 3-4 Stunden postprandial: Altinsulin für den folgenden Tag erhöhen;
  bei BZ-Erhöhung 4-8 Stunden postprandial: Depotinsulin für den folgenden Tag erhöhen

- Bei starken Blutzuckerschwankungen Mahlzeiten anders aufteilen bzw. den Zeitpunkt der Insulingabe verändern

- Abstand Injektion - Mahlzeit konstant halten (20-30 Minuten)

- Bei Prä-Schwangerschafts- und Schwangerschafts- Diabetes: Kalorienzufuhr und Insulindosis nicht nur durch Blutzuckerkurve, sondern auch durch Gewichts- und Acetonkontrolle überwachen!

- Diätberatung und Schulung bezüglich Blutzuckerselbstkontrolle

- Bei vorzeitiger Wehentätigkeit und drohender Frühgeburt mit notwendiger Fenoterol - und Betamethasongabe Insulindosis aufgrund des insulinantagonistischen Effektes der beiden Medikamente erhöhen

➨ **Bei Diabetes keine Glucose, sondern Ringer-Lactat als Trägerlösung verwenden!**

Zeitpunkt der Entbindung

- nach der 32. Schwangerschaftswoche sinkt die Häufigkeit intrazerebraler Hämorrhagien, daher sollte dieser Zeitpunkt möglichst erreicht werden

- ET nicht überschreiten

- normalerweise zu Beginn der 39. Schwangerschaftswoche

Einleitungsmodus

- Abhängig vom Bishop-Score (s. Kap. GEBURTSEINLEITUNG Seite 139): PG oder Oxytocin (Keine Glucose als Trägerlösung!)

- Während der Einleitung und der Entbindung bleibt die Patientin nüchtern.

- Bei insulinpflichtigem Diabetes wird nach folgendem Schema verfahren:

  - 2 Infusionen:
    500 ml NaCl + 20 ml Humanalbumin 20%
    + 50 IE Altinsulin **und**
    500 ml Glucose 10 % über 4-6 Stunden

- Dosierung: Gesamtbedarf an Alt- und Depotinsulin pro
  24 h ÷ 24 = Einheitenbedarf pro Stunde.
  Zunächst Beginn mit der Hälfte des Insulinbedarfes
  (4 Tropfen pro Minute = ca. 10 ml =1 IE Altinsulin/h)

- bei stabilen Werten BZ Kontrolle ca. alle 2 Stunden, sonst
  kurzfristiger

> *Bei Blutzuckererhöhung:*
> *Glucosetropf verlangsamen,*
> *bei Blutzuckersenkung:*
> *Glucosetropf beschleunigen!*

- Bei langem Geburtsverlauf mütterliche Acidose vermeiden
- Bei ultrasonographisch nachgewiesener Makrosomie Sectio
  in Betracht ziehen

Geburtsmodus

- Bei White D, R und RF ophthalmologische
  Konsiliaruntersuchung mit Frage der Sectio bzw. operativ
  vaginalen Entbindung

Postpartales Vorgehen

- Insulindosis zunächst wie vor der Schwangerschaft

Nach Sectio
- Parenterale Glucose- und Insulinzufuhr für 3 Tage auf
  Intensivstation

Wochenbett
- Stillen indiziert
- postpartale Kontrolle des Augenhintergrundes
- kontrazeptive Beratung
- bei Schwangerschafts- Diabetes: BZ-Tagesprofil unter
  Vollkost überprüfen

Komplikationen bei Prä-Schwangerschafts- und Schwangerschafts-Diabetes

Mütterliche Komplikationen

- vulvovaginale Infektionen (vor allem Candida)

- Harnwegsinfekte

- Präeklampsie (in 20-40 %)

- postoperative Infektionen

Kindliche Komplikationen
Intrauterin:

- erhöhte Abortrate

- perinatale Mortalität auf 5% erhöht (normal ca. 0,7%), davon ca. 40 % lebensunfähige Mißbildungen

- vermehrte fetale Mißbildungen: Neuralrohrdefekte, cardiovasculäre Erkrankungen, urogenitale Fehlbildungen, caudales Regressionssyndrom

Intrapartal:

- drohende fetale intrauterine Asphyxie

- Schulterdystokie

Post partum:

CAVE: Schwere Hypoglykämie führt zu mentalen Schäden und Entwicklungsretardierung

---

- Hypoglykämie, Hypokaliämie, Hyperbilirubinämie, Polycythämie

- diabetogene Fetopathie (Gewicht >4.000 g, cushingoides Aussehen, Hypotonie der Muskulatur, Hepato-Spleno-Cardiomegalie)

- Atemnotsyndrom

> **Postpartal sofortige Blutzucker-Kontrolle beim Neugeborenen,**
> **dann Untersuchung durch Pädiater,**
> **ggf. Intensivüberwachung!**

Prophylaxe

- Bei Geburtsgewicht $\geq$ 4000 g mütterliches HbA$_{1C}$ bestimmen, falls ein Schwangerschafts-Diabetes nicht ausgeschlossen wurde

Rhesus-Inkompatibilität

Definition

Das Rhesus-Faktor-System wird durch 6 Gene (Gene C, D, E und deren Allele c, d, e) determiniert, die auf zwei verschiedenen Chromosomen liegen. Die Anwesenheit von D bestimmt die Eigenschaft Rh-positiv und wird dominant vererbt. DD = homocygot, Dd = heterocygot.

Pathophysiologie

Sämtliche Erythrozyten weisen ab dem 2. Schwangerschaftsmonat Rhesus-Antigene auf. 0,05-0,1 ml Rh-positiven Blutes reichen zur Sensibilisierung der Mutter aus.

Zu einer Sensibilisierung kann es durch feto-maternale Transfusion während der Geburt, bei Aborten, Interruptiones, Extrauteringraviditäten, Amniocentesen, äußerer Wendung oder durch Fehltransfusionen kommen. Die Diagnose wird durch den Nachweis von mütterlichen Antikörpern im indirekten Coombs-Test gestellt. Diese IgG-Antikörper können nach Sensibilisierung in einer folgenden Schwangerschaft auf den Feten übertreten und an Rh-positive Erythrozyten binden (nachweisbar im direkten Coombs-Test). Mit IgG-Antikörper beladene Erythrozyten werden nach Ausreifung des reticulo-endothelialen Systems ab der 17./18. Schwangerschaftswoche hämolysiert.

Diagnostik

(s. Flußdiagramm FETALE ERYTHROBLASTOSE Seite 277)

Im Rahmen der Vorsorge

- Antikörper-Suchtest (indir. Coombs-Test) bei allen Schwangeren im Rahmen der Erstuntersuchung mit evtl. nachfolgender Spezifizierung und Quantifizierung. Seltene Antikörper wie Kell, Duffy und Kidd werden ebenfalls erfaßt.

- Bei Rh-positiven Schwangeren 2. Antikörper-Suchtest in der 24. - 29. SSW

- Bei rh-negativen Schwangeren

  - 2. Antikörper-Suchtest in der 28. SSW.
    Unmittelbar danach Anti-D Immunglobulin Gabe, um
    eine Sensibilisierung bis zur Geburt zu verhindern.

Bei positivem Antikörpertiter

- 14tägige Kontrolluntersuchung

NIEDRIGES RISIKO

- Antikörpertiteranstieg $\geq$1:16 -$\leq$1:32

- freie Anamnese

- unauffällige Sonographie:
  kein Hydrops
  kein Hydramnion
  keine Wachstumsretardierung

Ab 26. SSW Amniocentese und Bestimmung der Fruchtwasserbilirubi-
noide als ΔE^{450}, Beurteilung anhand des Liley-Schemas (Abb. 17):

- **Zone 1:**

  - rh-negative oder

  - leicht erkrankte Rh-positive Kinder
    Fruchtwasserpunktion in 2 Wochen wiederholen

- **Zone 2:**

  - unterer Bereich: gefährdete Kinder
    Fruchtwasserpunktion in 1-2 Wochen wiederholen

  - oberer Bereich: wahrscheinlich kranke Kinder
    **Nabelschnurpunktion zur Hk-Bestimmung, ggf. Nabel-
    schnurtransfusion**

- **Zone 3:**

  - schwer erkrankte Kinder
    **sofortige Nabelschnurpunktion und
    ggf. Nabelschnurtransfusion**

Abb. 17.
Liley- Schema zur Bewertung der Fruchtwasser-
Extinktionswerte

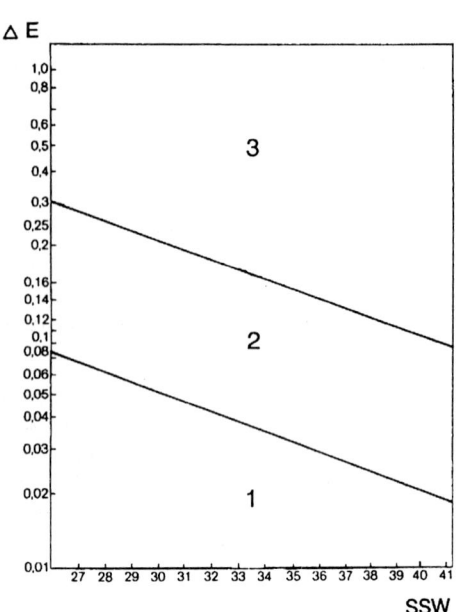

➡️ Beachte: Unabhängig von der Liley-Zone sollte bei steilem
Anstieg der ΔE^{450}-Werte eine Nabelschnurpunktion durchgeführt werden!

HOHES RISIKO

- steiler Titeranstieg

- vorausgegangene Totgeburten

- schwer betroffene Kindern in der Anamnese

- auffällige Sonographie:
  Wachstumsretardierun g
  Hydrops fetalis et placentae
  Hydramnion

Ab der 18. SSW Amniocentese und gleichzeitig Nabelschnurpunktion.
Hierbei werden bestimmt:

- Blutgruppe

- direkter Coombs-Test

- HK

- Differentialblutbild

- HbF

- fakultativ Chromosomen - und Blutgasanalyse

Die Antikörpertiter im Serum und der Bilirubingehalt im Fruchtwasser lassen nur indirekt das Ausmaß der fetalen Gefährdung erkennen; sicherste Diagnostik - vor allem ab 2. Trimenon - ist die fetale HK-Bestimmung durch Nabelschnurpunktion.

Die Indikationsstellung zur Nabelschnurtransfusion wird zunehmend großzügiger gestellt. Ergeben sich anläßlich der Amniocentese günstige Bedingungen (z.B. Hinterwandplacenta) für eine Nabelschnurpunktion, so wird diese auch bei Patientinnen aus der Gruppe "niedriges Risiko" durchgeführt. Vorteil: Blutgruppenbestimmung des Feten, falls rh-neg., ist keine weitere Überwachung durch Amniocentese nötig.

Therapie

Nabelschnurtransfusion

Bei abfallendem fetalen HK stationäre Aufnahme der Mutter. Bereitstellung einer Konserve o rh-negativen Erythrozytenkonzentrates, *buffycoat-frei*, Cytomegalievirus-negativ, HK zwischen 70 und 80%. Ab 25. Woche Celestan-Gabe.

Durchführung

- Nach Sedierung der Mutter Nabelschnurpunktion mit Entnahme von fetalem Blut zur Diagnostik

- Relaxierung des Feten i.v. über die Nabelschnur mit Muskelrelaxans

- Bluttransfusion, wobei die Menge des transfundierten Blutes sich nach HK-Wert und Größe des Feten richtet

- Postoperativ CTG-Überwachung mit eventueller Tokolyse

- Prä- und postoperativ fetales Herzecho

- Wöchentliche Ultraschall-Kontrolle mit eventuell kurzfristiger CTG-Kontrolle

- Wiederholung der Transfusion in ca. 14tägigen Abständen. Nach 3-4 Transfusionen verlängern sich meist die Abstände, da die Feten fast nur noch adultes rh-negatives Blut haben und dieses nicht hämolysiert wird. Häufig ist dann eine Spontangeburt nach Einleitung in der 38./39. SSW möglich.

Erfolg: Gesamtüberleben bei 84-95 %

Anti-D-Prophylaxe

Indikationen

Konstellation **rh-neg.** und D^u (schwach ausgeprägtes D - Antigen) bei der Frau **und Rh-pos** beim Mann

➡ **Bei rh-negativem Vater muß dessen Blutgruppenbefund schriftlich vorliegen. Nur dann darf auf eine Anti-D-Gabe verzichtet werden.**

- Präpartal:
    - in der 28. - 29. SSW
    - nach Amniocentese
    - Chorionzottenbiopsie
    - äußerer Wendung
    - Trauma oder Blutung

- Postpartal:
    - nach Spontangeburt bei Rh-pos. Kind, falls in der Schwangerschaft keine Prophylaxe durchgeführt wurde. Kontrolle, ob die gegebene Anti-D-Menge ausreicht, durch Untersuchung des mütterlichen Blutes auf fetale Erythrozyten (HbF). Bei positivem Befund Wiederholung der Antikörpergabe.

- Nach Abort, Interruptio, Extrauteringravidität, Blasenmole

- Nach Fehltransfusionen

➡ Die Anti-D-Applikation soll innerhalb von 72 h nach den jeweiligen Eingriffen erfolgen.

Durchführung

Anti-D-IgG-Antikörper binden an fetale Erythrozyten, die hämolysiert werden, bevor es zur mütterlichen Antikörperbildung kommen kann.

10 µg Anti-D reichen zur Neutralisierung von 1 ml Rh-positivem Blut aus (die üblichen Präparate enthalten 330 µg Antikörper).

Bei Spontangeburten ist nur in 1 % der Fälle von einer feto-maternalen Transfusion von mehr als 10 ml auszugehen.

Vorzeitige Wehentätigkeit

Ätiologie

- Physische und psychische Mehrbelastung

- Fehlbildung oder Deformierung des Uterus

- Hydramnion

- Mehrlingsgravidität

- Präeklampsie

- fieberhafte Allgemeininfektion

- Lageanomalien

- Infektion des unteren Eipols mit Bacteroides sp., Fusobacterium sp., anaeroben Streptokokkken Gardnerella vaginalis
  $\Rightarrow$ Produktion von Phospholipase A2
  $\Rightarrow$ Freisetzung von Arachidonsäure aus Chorion und Amnion
  $\Rightarrow$ Synthese von Prostaglandin
  $\Rightarrow$ vorzeitige Wehentätigkeit

Diagnostik

- Befragung der Schwangeren

- Palpation der Kontraktionen

- Tokographie

- Erheben des Muttermundsbefundes

- Cervixabstrich zur Erreger- und Resistenzbestimmung

Indikation zur Gabe von β-Sympathomimetika

- Zeitraum: beginnend ab 20.SSW bis

  - zur 36. SSW bei Einlingen

  - zur 34. SSW bei Mehrlingen

- bei subjektiv empfundenem Wehenschmerz vor allem mit Ziehen in Unterbauch und Leisten

- bei objektivierbarer Muttermundswirksamkeit der Wehen

- zur Sicherung des 48-Stunden-Intervalls zum Erreichen der Lungenreife bei gleichzeitiger Celestan-Gabe

- zur besseren uterinen Durchblutung bei Placentainsuffizienz

Überwachung

Maßnahmen vor Tokolysebeginn mit β-Sympathomimetika

- Sorgfältige Anamnese über Herz- und Augenerkrankungen (z.B. Engwinkelglaukom)

- EKG

- Elektrolytkontrolle, ggf. Kaliumsubstitution

- CTG-Kontrolle

- Ausschluß eines Amnioninfektionssyndroms

- Ausschluß einer Gefährdung des Fetus

Maßnahmen zur Überwachung der medikamentösen Therapie

- Subjektive und objektive Erhebung der Abnahme von Wehenfrequenz und -intensität

- Kontrolle des Muttermundsbefundes

- Kontrolle von Puls und Blutdruck (maternale Frequenz über 140 spm gilt als obere Grenze)

- Blutglucosekontrolle bei Diabetikerinnen

- Flüssigkeitsrestriktion und -bilanzierung bei gleichzeitiger Celestan-Gabe

CAVE: Gefahr des Lungenödems bei gleichzeitiger Gabe von
β-Sympatomimetika und Cortison innerhalb der ersten vier
Tokolysebehandlungstage!

Therapie

- Strenge Bettruhe mit Beckenhochlagerung
- Medikamentöse Wehenhemmung
- Immer i.v.-Tokolyse für 48 Stunden, wenn simultan
  Lungenreife durch Celestan induziert wird.

Medikamentöse Wehenhemmung:

Fenoterol (Partusisten)
Hexoprenalin (Tokolysan)
Magnesiumsulfat (Mg-5 Sulfat Amp. 50 %)

➡ Fenoterol ist das Mittel der ersten Wahl!
　 Hexoprenalin wird bei Fenoterolunverträglichkeit eingesetzt!

Notfalltokolyse
Fenoterol
1 Amp. (1 ml) à 0,025 mg Partusisten intrapartal
+ 4 ml 0.9% NaCl-Lsg. innerhalb von 2 min langsam i.v. unter RR-Kontrolle und Volumensubstitution,
ggf. Wiederholung nach 5-15 min

Hexoprenalin
1 Amp. Tokolysan pro injectione à 0,005 mg (2 ml)
+ 8 ml 0,9% NaCl innerhalb von 1-2 min i.v.

Langzeittokolyse
Fenoterol
Infusionslösung:
4 Amp. Partusisten à 0,5 mg (40 ml), i.e. 2 mg
+ 500 ml Glucose 5% (bzw. Lävulose)
Dosierung: zwischen 7 und 45 ml/h

Perfusionslösung:

1 Amp. Partusisten à 0,5 mg (10 ml)
+ 40 ml Glucose 5 % in eine Perfusorspritze aufziehen
Dosierung: 3-18 ml/h

 Bei Diabetes: Ringer-Lactat als Trägerlösung!

Hexoprenalin

Infusionslösung:

8 Amp. Tokolysan pro infusione à 0,025 mg (80 ml)
auf 500 ml Ringer-Lactat auffüllen (um 80ml einzubringen, vorher ca.
40 ml Ringer-Lactat abziehen)
Dosierung: zwischen 15 und 75 ml/h

Perfusionslösung:

4 Amp. Tokolysan à 0,025 mg (40 ml) pro infusione
+ 10 ml Ringer-Lactat (oder 0,9% NaCl-Lsg.) in eine Perfusorspritze
aufziehen
Dosierung: zwischen 3 und 15 ml/h

Umrechnungstabelle Infusomat - Perfusor

Fenoterol (Partusisten)	
Infusomat	Perfusor
7-8 ml/h	3 ml/h
15 ml/h	6 ml/h
30 ml/h	9 ml/h
45 ml/h	12 ml/h

Hexoprenalin (Tokolysan)	
Infusomat	Perfusor
15 ml/h	3 ml/h
30 ml/h	6 ml/h
45 ml/h	9 ml/h
60 ml/h	12 ml/h
75 ml/h	15 ml/h

Magnesiumsulfat

Magnesium oral wird zur Tokolyse in Kombination mit Fenoterol oder Hexoprenalin eingesetzt. Die i.v. Gabe zur Wehenhemmung ist nur bei Zusatzindikation wie schwerer Präeklampsie angebracht.

Orale Tokolyse

- Fenoterol (Partusisten): 6-8 x 1 Tabl./d bei geringer Wehentätigkeit oder bei Ausschleichen der i.v.-Tokolyse.

Reduzierung der β_1-Wirkung (z.B.bei Tachykardie) kann durch selektive β_1-Blocker (z.B. Beloc) erzielt werden.

Vorzeitiger Blasensprung

Blasensprung vor Wehenbeginn, bei dem das Intervall zwischen Blasensprung und Beginn der Wehentätigkeit mehr als eine Stunde beträgt

Ätiologie

Ungeklärt; diskutiert werden:

- Eipolinfektionen durch gestörte Vaginalflora

  - Direkte Schädigung der Eihaut:
    Bacteroides sp. und B-Streptokokken
    $\Rightarrow$ Freisetzung von Proteasen oder Lipasen
    $\Rightarrow$ Degeneration der Intermediärschicht zwischen Amnion und Chorion
    $\Rightarrow$ Abnahme der Verschieblichkeit und verminderte Zereißfestigkeit
    $\Rightarrow$ vorzeitiger Blasensprung

  - Indirekte Schädigung der Eihaut:
    pathogene Scheidenflora
    $\Rightarrow$ Prostaglandinfreisetzung
    $\Rightarrow$ vorzeitige Wehentätigkeit
    $\Rightarrow$ vorzeitiger Blasensprung

- Dünne oder verminderte Elastizität der Eihaut

- Vermehrte Belastung der Eihaut durch Hydramnion, Mehrlingsschwangerschaft oder kindliche Lageanomalie

- Iatrogene (Amniocentese, Cerclage) oder kindliche (Kindsbewegungen) Traumata

- Cervixdilatation durch vorzeitige Wehentätigkeit (s. Kap. VORZEITIGE WEHENTÄTIGKEIT Seite 68)

Diagnostik

- *Anamnese*: Fruchtwasserabgang

- *Inspektion:* Flüssigkeit evtl. mit Vernix oder Mekonium auf Vorlage, ggf. Spekulumeinstellung oder Amnioskopie

- *Bromthymoltest*: FW auf der Vorlage oder am Handschuh verfärbt sich mit Bromthymol blau, da Fruchtwasser alkalisch ist
  Bei fraglichem Blasensprung Tupfer in die Scheide einlegen, Patientin mobilisieren und nach 2 Stunden den Tupfer zum Bromthymoltest entnehmen

---

CAVE: Falsch positive Resultate durch Beimengung von Urin, Blut, Sperma, Seife, Bakterien, oder Farbstoffe in der Vorlage. Falsch negative Resultate bei Abgang von nur wenig Fruchtwasser.
Deshalb: im Zweifelsfall Bromthymoltest mehrmals wiederholen!

- *Mikroskopische Tests auf Lanugohaare, Vernix oder Hautschuppen:* aufwendig

- *Farntest:* unsichere Resultate

- *Prolaktinbestimmung im FW* (Konzentration im FW > als im Scheidensekret)

- *Sonographie:*

  - **wenig FW, Oligohydramnion**
    (sonographische Bestimmung des Fruchtwasserindex, s. Kap. ULTRASCHALL Seite 28):
    Blasensprung wahrscheinlich

  - **FW- Menge normal:**
    bei hohem VT und normaler FW-Menge
    Blasensprung eher unwahrscheinlich
    bei festem VT und normaler FW-Menge
    Blasensprung nicht ausgeschlossen
    (VT dichtet ab)

  - **Polyhydramnion**
    Blasensprung unwahrscheinlich

Risiken

- Amnioninfektionssyndrom

- Nabelschnurvorfall

- Frühgeburt

- Bei Oligohydramnion: kindliche Fehlhaltungen

Überwachung

- Hospitalisierung (erleichterte Bettruhe; strenge Bettruhe, wenn vorangehendes Teil nicht fest ist)

- Becken hochlagern

Zur rechtzeitigen Erkennung der Risiken

- Amnioninfektionssyndrom (s. Kap. AMNIONINFEKTIONSSYNDROM Seite 78):

    - Cervixabstrich (möglichst unter Sicht mit Spiegeleinstellung) zur Keim- und Resistenzbestimmung

    - Leukozytenkontrolle
      ohne Wehentätigkeit 1 x tgl.,
      mit Wehentätigkeit 3 x tgl.

    - Glucose im Fruchtwasser

    - CRP und Leukozyten-Elastase 2 x tgl.

    - Temperaturkontrolle 2-stündl.

    - CTG-Kontrolle 3 x tgl. (beachte: Tachykardie)

    - Thrombozyten und TPZ (Quick) 1 x tgl. (zum Ausschluß einer Gerinnungsstörung)

    - IL6-Bestimmung im Fruchtwasser, aus Kostengründen derzeit nicht praktikabel

- Nabelschnurvorfall:

    - vaginale Untersuchung: Kopf fest im Becken?

- Frühgeburt:

    - vaginale Untersuchung: Muttermundsweite?

    - Wehenkontrolle: Anamnese und CTG

> **CAVE: Infektionsgefahr durch vaginale Untersuchungen**
> **Deshalb: Vaginale Untersuchung nur steril nach Desinfektion**
> **der Vulva und nur bei strenger Indikationsstellung!**

- Oligohydramnion, Lageanomalie, fetale Retardierung:

    - Ultraschallkontrollen

Therapie

Allgemeine Bemerkungen

> **Diametrale Problemstellung:**
> **UNREIFE: Schwangerschaft so lange wie möglich halten**
> **INFEKTION: Schwangerschaft so schnell wie möglich beenden**

➡ Bei Infektionsgefahr Schwangerschaft beenden

Ein **drohendes** AIS kann oft nur sehr schwer und häufig zu spät diagnostiziert werden (s. Kap. AMNIONINFEKTIONSSYNDROM Seite 78). Ein wichtiges prognostisches Kriterium stellt die verbleibende Fruchtwassermenge nach dem Blasensprung dar. Bei einer Ansammlung von ≥ 2 cm bestehen gute Chancen auf ein weiteres Austragen der Schwangerschaft und damit einer besseren Überlebensrate beim Kind.

> **Ein AIS kann ohne Temperaturerhöhung und**
> **ohne fetale Tachykardie auftreten.**

Vor der 36. Schwangerschaftswoche

Zunächst konservativ

- Bettruhe (bei hochstehendem Kopf streng, ansonsten nach Stabilisierung erleichtert)

- Induktion der Lungenreife (2x8 mg Betamethason i.m. alle 10 Tage)

➡ Mit der Lungenreifung wird auch ein Leukozytenanstieg induziert

- Prophylakt. Tokolyse (i.v., nach Stabilisierung oral)

- Antibiotikagabe bei positivem Erregernachweis im Cervixabstrich nach dem Ergebnis der Austestung im Antibiogramm

Aktives Vorgehen

- Bei **Infektionszeichen** wie Temperaturerhöhung >38°C, fetale Tachykardie: **Schwangerschaft beenden,** sofortige Antibiotikagabe (s. Kap. AMNIONINFEKTIONSSYNDROM Seite 78)

- Bei nachgewiesener Lungenreife zwischen 32. und 36. Schwangerschaftswoche: **Geburtseinleitung**

Nach der 36. Schwangerschaftswoche

- Spontane Wehentätigkeit abwarten

- Falls im weiteren Verlauf keine spontanen Wehen einsetzen:
  Bei unreifen MM-Befund (Bishop-Score ≤5)
  Geburtseinleitung nach 6 Stunden
  Bei geburtsbereitem MM (Bishop-Score >5) **kann das Intervall bis zur Einleitung auf 12 Stunden verlängert werden,** da ein spontanes Einsetzen der Eigenwehentätigkeit wahrscheinlicher ist
  (zum Einleitungsmodus s. Kap. GEBURTSEINLEITUNG Seite 139)

- Bei Infektion: alsbaldige Entbindung (Entbindungsmodus abhängig vom Geburtsfortschritt)

Amnioninfektionssyndrom (AIS)

Synonyma

- Chorioamnionitis

- Amnionitis

- intrauterine Infektion

- Fieber unter der Geburt

- Fruchtwasserinfektion

Definition

Infektion der Fruchthöhle evtl. mit Beteiligung des Feten und/oder des Endomyometriums. Zwischen der initialen Keimbesiedlung der Fruchthöhle und dem Entstehen der Infektion liegt ein Intervall unterschiedlicher Länge. Erst die manifeste Infektion, besitzt Krankheitswert, was sich in mütterlichem Fieber, Wehentätigkeit und fetaler Tachykardie ausdrückt.

Pathogenese

Nach Blasensprung: aufsteigende Infektion

Mit dem Blasensprung beginnt in jedem Falle die bakterielle Besiedlung der Fruchthöhle!

Ob daraus ein AIS, d.h. eine Infektion von Uterus und/oder Fetus resultiert, hängt von verschiedenen Faktoren ab:

- Erreger: Virulenz, Art und Menge

    - Vorkommen von Streptokokken der Gruppe B, Neisseria gonorrhoeae, Gardnerella vaginalis, E. coli, Enterokokken, Chlamydien, Ureaplasma urealyticum, Anaerobiern wie Peptokokken, Peptostreptokokken, Fusobakterien, Clostridien und Bakteroides-Arten **erhöht Risiko für AIS**

    - häufig polymikrobielles Spektrum bei AIS

    - häufige vaginale Untersuchungen bringen zusätzliche Erreger in die Fruchthöhle

Erreger, die in der Vagina durch den sauren pH im Wachstum gehemmt werden, daher in niedriger Konzentration vorliegen und damit apathogen sind, können sich im alkalischen Milieu der Fruchthöhle stärker vermehren und sind dann in hoher Konzentration pathogen.

- Abwehrlage von

    - Mutter: unbekannte immunologische Faktoren bei der Schwangeren

    - Fetus: besondere Gefährdung im Fetalalter (<35.SSW), da noch kein kompetentes Immunsystem ausgebildet ist

Bei intakter Fruchtblase

Mütterliche Infektionen mit lymphogener und/oder hämatogener Ausbreitung (z.B. Pneumonie der Mutter mit Haemophilus influenzae)

Symptomatik

- Fieber der Mutter (bei bestehendem AIS haben nur 2-6% der Mütter eine nachgewiesene Bakteriämie)

- vorzeitige Wehentätigkeit

- druckschmerzhafter Uterus

- übelriechendes FW

Risikofaktoren für AIS

- Hohe Anzahl vaginaler Untersuchungen

- Dauer des vorzeitigen Blasensprungs

- Anwendung einer fetalen Kopfschwartenelektrode

- langdauernde Wehentätigkeit

- Erstgebärende

- Vorkommen von Streptokokken der Gruppe B, Neisseria gonorrhoeae, Ureaplasma urealyticum und Gardnerella vaginalis

Diagnostik

Klinisch

1. mütterliche Temperaturerhöhung $\geq 38^{\circ}$C rektal

2. fetale Tachykardie >160 spm ohne tokolytische Medikation

3. regelmäßige Wehen

4. berührungsempfindlicher Uterus

Bei 3 positiven Parametern ist ein AIS sicher,
bei 2 positiven Parametern ist ein AIS wahrscheinlich.
Jeder dieser Parameter für sich allein ist unspezifisch!

Daher sind bei nur 1 positiven Parameter zunächst andere Ursachen auszuschließen:

1. **Fieber:** Infektionen außerhalb des Uterus wie Pyelonephritis, Gastroenteritis, Infektion des oberen Respirationstraktes

2. **Fetale Tachykardie:** kann die fetale Tachykardie nicht durch eine medikamentöse Behandlung erklärt werden (Tokolyse, Asthmabehandlung), muß eine drohende fetale intrauterine Asphyxie ausgeschlossen werden. Dies kann zunächst durch Applikation von 500 mg Paracetamol an die Mutter erfolgen: bei Infektion normalisiert sich die fetale Frequenz, bei fetaler Hypoxie bleibt das Frequenzniveau weiter erhöht. Im weiteren kann die fetale Hypoxie durch eine MBU oder bei unreifer Portio, durch die Entnahme von venösem Nabelschnur-Blut zur Blutgasanalyse ausgeschlossen werden. Wird eine Nabelschnur-Punktion durchgeführt, sollte gleichzeitig auch Fruchtwasser zur bakteriologischen Diagnostik asserviert werden (Gramfärbung am Ausstrich, Kultur zur exakten Erregerbestimmung und zum Resistenznachweis).

3. **Vorzeitige Wehentätigkeit:** kann die Wehentätigkeit nicht bzw. nur schwer durch Tokolyse unterdrückt werden, ist ein AIS wahrscheinlich.

Können bei Vorliegen nur eines Parameters
Zusatzuntersuchungen ein AIS nicht ausschließen, so muß von
einem AIS ausgegangen werden.
Dies gilt auch bei stehender Fruchtblase!

Bei Risiko für die Entwicklung eines AIS

- Mütterliche Temperaturkontrolle 2-stündlich

- CTG Kontrolle 3x täglich

- Post partum Entnahme eines bakteriologischen Abstriches vom Amnion im Bereich des Nabelschnur-Ansatzes

Untersuchungen

- Mikrobiologisch: Nachweis von Bakterien im Fruchtwasser (aus der Cervix oder durch Amniocentese gewonnen)

- Morphologisch: Infektion des Amnion mit Gewebeinfiltration durch Makro- und Mikrophagen in Abwesenheit zirkulationsbedingter Nekrosen

Morphologie und Mikrobiologie sind für den AIS-Nachweis unspezifisch: sie können ohne neonatale Infektion des Kindes und ohne puerperale Infektion der Mutter auftreten. Zudem ist das histologische Ergebnis immer und der Erregernachweis häufig erst postpartal verfügbar und daher für die präpartale Therapie wertlos. Ausnahme: Gramfärbung am durch Amniocentese gewonnenen Ausstrich des Fruchtwassersediments

➥ Infektionen mit ß-hämolysierenden Streptokokken der Gruppe B sind selten von klinischen Infektionsparametern begleitet und können nur durch kulturellen Nachweis erfaßt werden.

Laborchemisch

- **Leukozytenzählung** (ohne Wehentätigkeit 1x täglich, sonst 3 x täglich; Werte in Zellen/mm^3):

  - Normwerte:
    Schwangerschaft: 7300 - 15000 (Median 10000)
    Wochenbett: 8600-16000 (Median 11200)

  - Bei AIS: Anstieg >30%, Anstieg ist wichtigstes Zeichen! Jedoch verlaufen 20-30% der AIS ohne Leukozytenanstieg.

➡ Auch nach der Gabe von Glucocorticoiden zur Lungenreifung kommt es zu einem Anstieg auf 9900-38000 (Medianwert 18000).
Ebenso verursachen Streß, Diabetes und Präeklampsie einen Leukozytenanstieg.

- Differentialblutbild: > 5% **Stabkernige** ist pathologisch
  Die Bestimmung des Differentialblutbildes besitzt gegenüber der Leukozytenzählung keine zusätzlichen Vorteile

- **C-reaktives Protein** (2x täglich):
  sog. Akut-Phase-Protein
  Bestimmung am zuverlässigsten durch Lasernephelometrie
  Anstieg ca. 6-8 Stunden nach Infektion
  Sensitivität: 75-80%
  Spezifität: 80-90%
  PPW: 78-85%
  NPW: 80-85%
  Normwert: ≤ 1,2 mg/dl

- **Leukozyten- Elastase** (2x täglich):
  neutrale lysosomale Proteinase in polymorphkernigen neutrophilen Granulozyten
  Bei Phagozytose und Zerfall von polymorphkernigen Leukozyten kommt es zur Freisetzung von Elastase und zum Übertritt in Körperflüssigkeiten.
  Bestimmung durch Enzymimmunoassay
  Normwert: 60 - 130 ng/ml (Medianwert 85 ng/ml)

Genaue Aussagen über die Wertigkeit sind noch nicht möglich.

- Zusätzlich ist die Kontrolle der **Blutgerinnung** empfehlenswert (Ausschluß einer DIC)

- Glucosebestimmung im Fruchtwasser: Normwert: > 16 mg/dl

Komplikationen

- Maternal

  - Mortalität: ca. 0%

  - Morbidität: 11-27% (v.a. Endometritis; auch an Thrombose der A. ovarica denken ⇒ NMR Becken)

- Reife Kinder

  - Mortalität: bis zu 25 % bei Streptokokkensepsis

  - Pneumonie und Sepsis: 24%

Therapie

Beginn der antibiotischen Behandlung sofort nach Diagnosestellung., Folgende Kombinationen werden empfohlen:

- Ampicillin, Gentamycin,Clindamycin

- Mezlocillin, Gentamycin

- Piperacillin, Gentamycin

Ist die Patientin für 48 h fieberfrei, kann die Antibiotikagabe beendet werden. Eine anschließende orale Weiterbehandlung bringt keinen Vorteil.

Entbindung innerhalb von wenigen Stunden nach Diagnosestellung

Vaginale und abdominale Entbindung sind für den Fetus von gleicher Wertigkeit, die Sectio bringt jedoch ein höheres mütterliches Risiko mit sich.

Prophylaxe

Prä- und intrapartal

- so wenig wie möglich vaginal untersuchen

- keine Kopfschwartenelektrode

- Entbindung noch vor dem Auftreten von klinischen Zeichen

In der Schwangerschaft

- Screening der vaginalen Keimbesiedlung in der Schwangerschafts:

  - Scheiden pH-Bestimmung ggf. prophylaktische Applikation von Lactobacillen intravaginal

  - Nativpräparat:
    Gardnerella vaginalis (Aminkolpitis) bei jeder vaginalen Untersuchung während der gesamten Schwangerschafts

  - Kulturen:
    B-Streptokokken, in 32.-34. SSW *
    Mykosen, in 32.-34. SSW *
    Chlamydien, in 32.-34. SSW *
    * bei Risiko-Schwangerschaft bereits früher

Screening auf ß-hämolysierende Streptokokken der Gruppe B (B-Streptokokken oder GBS) erscheint besonders wichtig.

  - 10-20% aller Schwangeren sind positiv (Typisierung und Keimzahlbestimmungen sind zur Risikoabschätzung anzustreben)

  - eine einmalige Untersuchung in der Schwangerschaft sagt nichts über die Besiedlung unter der Geburt aus (30% der positiven Frauen sind chronische Trägerinnen, 70% gelegentliche oder vorübergehende; eine Vorhersage ist erst nach der 34.SSW möglich)

  - Schnelltest bei der Kreißsaalaufnhame:
    - GBS-Medium (medco): Ergebnis nach 6-(24h)
      Nachweis auch geringer Keimzahlen
    - Equate-Strep B: Dauer ca 20 min, bei geringer
      Keimzahl negativer Befund möglich

  - 50-70% der positiven Mütter infizieren intrapartal ihre Kinder (auch bei nur rektalem Befall möglich)

  - 1% der infizierten Kinder entwickeln eine Sepsis (early onset disease vorwiegend bei den GBS - Typen I und III) Inzidenz nimmt mit sinkendem Schwangerschaftsalter zu

- Risiko einer Neugeborenenerkrankung bei hoher Keimzahl (> 10^5) 10-12 mal höher als bei niedriger
- Letalität 10-25 %, bei Frühgeborenen eher größer

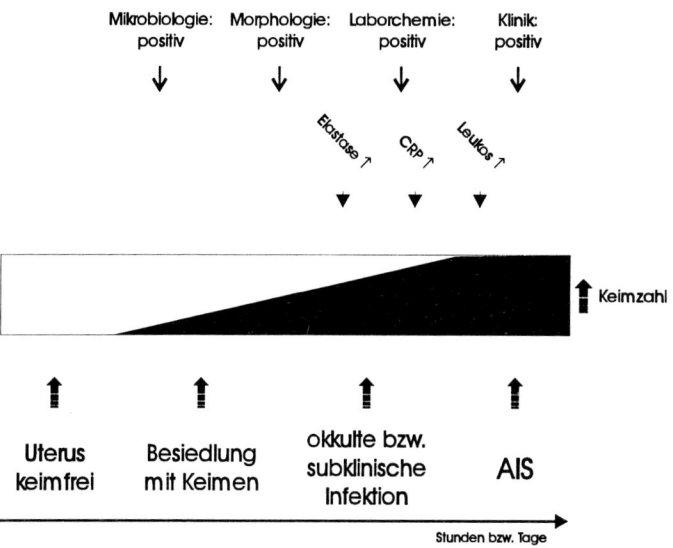

Abb. 18. Zeitlicher Ablauf der Entwicklung des AIS mit Bezug zu den
diagnostischen Parametern. Im Zeitraum zwischen "okkulter Infektion" und "AIS" beginnt die Gefährdung von Mutter und Fetus, welche
häufig nur laborchemisch erkannt werden kann. Mikrobiologische Befunde liegen oft noch nicht vor bzw. es ist nicht klar, ob die jeweiligen
Erreger auf die eingeleitete Antibiotikagabe ansprechen. Morphologische Befunde stehen präpartal nicht zur Verfügung.

Therapie in der Schwangerschaft

Es ist bislang nicht bewiesen, ob die Behandlung dieser Infektionen zur Reduktion der Frühgeburtlichkeit führt. Die vorliegenden Ergebnisse machen dies jedoch wahrscheinlich.

- **Gardnerella vaginalis:** Metronidazol (z.B. Clont) lokal 500 mg, ab 2. Trimenon

- **B-Streptokokken:** selektive intrapartale Chemoprophylaxe Ampicillin (z.B. Binotal)
  2 g i.v 4-6-stdl. ab Wehenbeginn bis zur Geburt
  Cephalosporine: Cefotaxim (Claforan) 2 g i.v. alle 8 (6) h

- **Mykosen:** Clotrimazol (z.B. Canesten)
  1 Vaginal-Zäpfchen pro Tag über 3 Tage

- **Chlamydien:** Erythromycin-Base (z.B. Erycinum) 1,5-2,0 g/d über 7-10 Tage

Zur Diagnostik sollten Nabelschnurblut für Kulturen, sowie bakteriologische Abstriche von Placenta und Eihäuten (dazu Eihäute trennen und zwischen Amnion und Chorion abstreichen) gewonnen werden.

Bei vorzeitig eingetretenem Blasensprung an AIS-Prophylaxe denken (s. Kap. VORZEITIGER BLASENSPRUNG Seite 73)!

Präeklampsie (EPH-Gestose)

(*Synonyme*: Spätgestosen, Schwangerschaftstoxikosen, Hochdruk-
kerkrankungen in der Schwangerschaft, Nephropathia gravidarum)

Definition

Zur besseren internationalen Verständigung wurde 1986 eine einheitli-
che Nomenklatur der hypertensiven Schwangerschaftserkrankungen
vorgeschlagen. Da in der Übergangszeit noch beide Einteilungen ne-
beneinander verwandt werden, sind in diesem Kapitel beide Nomen-
klaturen erwähnt.

Neue Nomenklatur

1. **Schwangerschaftsinduzierte Hypertonie (SIH)** oder **Gestati-
onshypertension** (diastolischer Blutdruck $\geq$ 90 mmHg)

2. **Gestationsproteinurie** > 300 mg /l

3. **Präeklampsie** bei Vorhandensein von Symptomen 1 und 2

4. **Eklampsie** bei Auftreten von klonisch-tonischen Krämpfen

5. **Pfropfpräeklamsie** bei vorbestehenden Erkrankungen wie
chron. Hypertension oder chron. Nierenerkrankung

6. **HELLP-Syndrom** (s. Kap. HELLP-Syndrom Seite 98) als Sonderform der Präeklampsie

Alte Nomenklatur
Monosymptomatische EPH-Gestose:
E = Ödeme
P = Proteinurie
H = Hypertonie

Polysymptomatische EPH-Gestose:
Kombination von 2 oder 3 Symptomen;
Eklampsia imminens

Treten die Erscheinungen erstmals im Verlauf einer Schwangerschaft
auf, so spricht man von einer
- **essentiellen Gestose.**

Bestand schon vor der Schwangerschaft ein Hypertonus oder eine chronische Nierenaffektion, die sich in der Schwangerschaft verschlechterte oder zusätzliche Symptome erhielt, so spricht man von einer
- **Pfropfgestose.**

Normaler Blutdruckverlauf in der Schwangerschaft
Der mittlere arterielle Blutdruck sinkt über die ersten beiden Schwangerschaftsdrittel und erreicht erst zu Beginn des dritten Trimenons wieder den präkonzeptionellen Ausgangswert. Daraus ergeben sich folgende Beurteilungskriterien:

- Absolutwerte: Blutdruckwerte über 120/80 mmHg sind ein Warnzeichen bei gesunden jungen Schwangeren

- relative Änderung: ein Blutdruckanstieg um mehr als systolisch 30 oder diast. 15 mmHg über die präkonzeptionellen Werte ist ein Warnzeichen.

Ätiologie

Folgende Faktoren gelten als prädisponierend:

- Adipositas (per magna)

- Vorausgegangene Schwangerschaft mit Präeklampsie im zweiten Trimenon

- Erstgebärende

- Alter (sehr junge bzw. ältere Schwangere)

- familiäre Disposition zum Hochdruck

- ethnische Abstammung, sozioökonomische Faktoren

- Mehrlingsschwangerschaften, Blasenmolen, Hydrops des Fetus oder der Placenta, Hydramnion

- morphologische Gefäßwandveränderungen durch chronische Hypertonie, chronische Nephropathie, Diabetes

Theorie zur Ätiologie

Störung des Prostaglandinstoffwechsels (hauptsächlich im Uterus, Ursache z.B. immunologisch)

Es besteht ein Ungleichgewicht zwischen
Prostacyclin und **Thromboxan A2.**

   $\Rightarrow$ Die Folge sind **Vasospasmus** und
   Thrombozytenaggregation

$\Rightarrow$ Dies führt zu **Minderperfusion** durch

   - gesteigerten peripheren **Gefäßwiderstand**
   - **Hyperkoagulabilität** und
   - lokale **Fibrinablagerungen**

$\Rightarrow$ **Organmanifestationen,** spez. Dysfunktion von:

- **Uterus** und Placenta
   - Placentainfarkte
   - vorzeitige Lösung
   - fetale Wachstumsretardierung
   - Frühgeburtsbestrebungen

- **Niere**
   - Ödeme (E)
   - Elektrolytverschiebungen
   - Hämokonzentration
   - Proteinurie (P) und Hypoproteinämie

- **ZNS**
   - motorische Unruhe , Hyperreflexie
   - Konvulsionen und Koma

- **Leber**
   - Leberinsuffizienz (reduzierte Synthese- und Entgiftungslei-
     stung)

Symptome und Diagnostik

Leichte, unkomplizierte Präeklampsie

- Blutdruckwerte von 140-160 mmHg systolisch und 90-110 mmHg diastolisch

- Proteinurie 1-2 g/24h

- Ödeme auf die unteren Extremitäten beschränkt

- wöchentliche Gewichtszunahme 600-1000 g

Schwere, komplizierte Präeklampsie

Sobald einer der folgenden Parameter gegeben ist

- Blutdruckwerte systolisch >160 mmHg und diastolisch >110 mmHg

- Proteinurie >5 g/24h

- Oligurie < 400 ml tgl. und Hämokonzentration Hk>40 %

- Hyperreflexie, motorische Unruhe, Oberbauchschmerzen

- Kopfschmerzen, Flimmern vor den Augen, Sehstörungen

- Lungenödem oder Cyanose

Obige Symptome können vergesellschaftet sein mit

- generalisierten Ödemen

- wöchentlicher Gewichtszunahme >1000 g

- Bewußtseinsstörung

- Ohrensausen, Schwindelgefühl

Eklampsie

Zusätzlich zu den Symptomen der schweren Präeklampsie:

- tonisch-klonische Krämpfe, Koma

Überwachung
Fetale Überwachung

- CTG mind. 3mal täglich

- Fetometrie und Doppler wöchentlich

- Östriolbestimmungen

Maternale Überwachung

- täglich mehrmals RR-Kontrolle

- Reflexstatus

- Murphy-Zeichen: Unfähigkeit der Patientin, tief zu inspirieren, wenn die Finger unter den rechten Rippenbogen unterhalb des Leberrandes eingedrückt werden

---

**Bei Oberbauchschmerzen
oder positivem Murphy-Zeichen:
Lebersonographie zum Ausschluß von Nekrose oder Hämatom!**

- Augenhintergrunduntersuchung zum Ausschluß einer Stauungspapille

- Laboruntersuchungen:
    - diff. BB-Kontrolle
    - BZ
    - Elektrolyte
    - Kreatinin, Harnstoff
    - Harnsäure
    - Gesamteiweiß
    - Cholesterin (DD nephrotisches Syndrom: geht mit einer Cholesterinerhöhung einher)
    - Triglyceride (DD chronische Niereninsuffizienz: geht mit einer Triglyceriderhöhung einher)

- ANF, AMA (DD Autoimmunerkrankung mit Nierenbeteiligung wie z.B. LE)
- Leberfunktionswerte
- Bilirubin (gesamt bzw. indirekt)
- Thrombozyten
- Quick
- PTT
- AT III
- ggf. Haptoglobin
- Urin: Urinstatus, ggf. quant. Eiweißausscheidung

Ansatzpunkte der Therapie

- Kausal: Beendigung der Schwangerschaft
- Symptomatisch

① **Krampfprophylaxe** durch Sedierung

② Reduktion des Gefäßspasmus durch **Blutdrucksenkung** mit Substanzen, die den peripheren Gefäßwiderstand vermindern, ohne das Herzzeitvolumen wesentlich zu erhöhen

③ Korrektur der **Hypovolämie und Hypoproteinämie** mit Verbesserung der Organdurchblutung

④ Korrektur des **Wasser-, Elektrolyt- und Säure-Basen-Haushaltes**

⑤ Korrektur von eventuellen **Gerinnungsstörungen**

Therapie
Leichte, unkomplizierte Präeklampsie

- **Krampfprophylaxe**
  - konsequente Bettruhe in Seitenlagerung
  - orale *Magnesium*-Therapie
  - eiweißreiche Diät

- **Blutdrucksenkung**

    - α-*METHYLDOPA* (z.B. Presinol)
      Dosierung: 0,5-2 g tgl (2-8 Tbl Presinol
      à 250 mg)
      Wirkungseintritt nach 2-4 h,
      Wirkungsdauer ca. 12 h

      Falls Methyl-Dopa nicht ausreicht: Kombination mit

    - *DIHYDRALAZIN* (z.B. Nepresol) schnellerer Wirkungseintritt als Methyldopa
      Dosierung: beginnend mit 2 x tgl 1/2 bis zu 4 x tgl. 1 Tbl à 25 mg.

    - eventuell *SEDATIVA*, z.B. Diazepam:
      bis 3 x 1 Tbl. à 5-10 mg täglich.

Schwere, komplizierte Präeklampsie Eklampsie

> *Äußere Bedingungen:*
> **Intensivüberwachung**
> **Ruhe**
> **gedämpftes Licht**

➡ **Die Mg-Therapie ist der ERSTE SCHRITT bei schwerer Präeklampsie oder Eklampsie!**

- **Krampfprophylaxe, Coupierung eines Krampfanfalls**

MAGNESIUM (z.B. Mg-5 Sulfat 10%/50%,
Magnorbin 10%/20%, s. Kap. PHARMAKA Seite 233)

Dosierung

    - zur Unterbrechung des Krampfanfalls:
      10 Amp. Magnorbin 20% in 50ml-Perfusorspritze geben
      loading-dose mit 25-50 mg/kg KG, d.h. 8.75-17.5ml/h sehr
      langsam i.v. (entspricht 1,75-3.5 g/70 kg), danach *Weiterbehandlung* mit 10-25 mg/kg Körpergewicht:
      für 70kg KG also 3.5-8.75 ml/h (0.7-1.75 g/h),
      maximale Tagesdosis 42g (210ml Magnorbin 20%)

Steuerbarkeit

- Wirkungseintritt nach 2-5 min
  Wirkungsdauer bis zu 12 Stunden
  (stark abhängig vom Plasmaspiegel)

- Messung des Mg-Plasmaspiegels im Serum (in der Start-
  phase engmaschig)
  Therapeutische Konzentration: 2-4 mmol/l; physiologischer Spiegel: 0,7-0,9 mmol/l

- Reflexstatus stündlich; (keine Reflexe/ gerade auslösbar/
  normal/ gesteigert/ Reflexzonen verbreitert)
  Erlöschen des Patellarsehnenreflexes bei ca.
  5 mmol/l

- Atmung: Frequenz mind. 14 Atemzüge/min, Kontrolle alle
  15 Minuten

- Urinausscheidung: mehr als 30 ml/h

**Als Antidot bereitliegend: 10-20 ml
Calciumgluconat 10 % innerhalb von 3 Minuten i.v.!**

**Mg ist bei Anurie KONTRAINDIZIERT, da es ausschließlich
renal ausgeschieden wird!**

➡ BEACHTE: bleibt der diastolische Druck unter Mg-Therapie
über 110 mmHg:
zusätzlich antihypertensive Therapie!

- Blutdrucksenkung

DIHYDRALAZIN (z.b. Nepresol)
(s. Kap. PHARMAKA Seite 233)

Dosierung

- *Bolus* 5 - 7,5 mg langsam i.v.

- *Dauertropf* 100 mg pro 500 ml 0,9% NaCl- Lösung,
  20 - 50 ml/h = 4 - 10 mg/h
  oder

- *Perfusor* 50 mg pro 50 ml 0,9% NaCl Lösung,
  3,5 - 10 ml/h = 3,5 -10 mg/h

  Tageshöchstmenge 200 mg
  Gefahr eines LE- ähnlichen Syndroms bei Langzeittherapie

➡ **Niemals Glucoselösung als Trägersubstanz, da Dihydralazin
inaktiviert wird!**

**Keine zu rasche Blutdrucksenkung!
Keine Senkung um mehr als 20% des Ausgangswertes und
nicht unter 100 mmHg diastolisch
(Gefahr der Minderversorgung des Feten)!
CTG Dauerüberwachung!**

Steuerbarkeit

- Wirkungseintritt nach 3-20 min,
  Wirkungsdauer 2-8 h

➡ **Die Wirkung kann verzögert eintreten.
Daher Geduld bei der Blutdruckeinstellung!
Evtl. Tachykardien >140/min können mit
Betablockern, z.B. Visken 0,1 - 0,2 mg, unter EKG-Kontrolle
(Gefahr einer AV-Überleitungsstörung) gesenkt werden,
ohne negativen Einfluß auf die Uterusperfusion.**

DIAZOXID (z.B. Hypertonalum)

Mittel der Wahl bei der akuten Hochdruckkrise und ungenügendem Ansprechen auf Dihydralazin

Dosierung

- 150 mg Hypertonalum innerhalb von 15 sec i.v., bei unzureichender Wirkung kann die Bolusinjektion nach 15 min wiederholt werden.

Steuerbarkeit

- Wikungsseintritt nach 30 sec
  Wirkungsdauer 30 min - 24 h

- **Hypovolämie, Hypoproteinämie**

  - *Präpartal*: 5% Humanalbumin;
    falls Gesamteiweiß <5 g/dl und der
    KOD <18 mmHg: 20% Humanalbumin unter ZVD Kontrolle (Ziel: + 8 cm H_2O)

  - *Postpartal:* natürliche und synthetische Kolloide (z.B. HAES-steril6%)

- **Elektrolyte, Säure-Basen-Haushalt**

  - Zur Anregung der Urinproduktion:
    DOPAMIN in Nierendosierung 2 - 3 µg/kg KG min; falls dadurch keine Erhöhung der Urinmenge zu erzielen ist:
    FUROSEMID 20 - 40 mg

- **Gerinnung**

  - s. Kap. GERINNUNGSSTÖRUNGEN Seite 219

Terminierung der Geburt

- Bei leichter, unkomplizierter Präeklampsie
    - < 37. SSW: Induzieren der Lungenreife, Abwarten
    - ≥ 37. SSW: Einleitung
- Bei schwerer, komplizierter Präeklampsie
    - < 37. SSW: Versuch, die Lungenreife zu induzieren, dann Entbindung
    - ≥ 37. SSW: forcierte Einleitung bzw. bei Nichtansprechen: Sectio
- Bei drohender Eklampsie und eklamptischem Anfall
    - **Entbindung unabhängig vom Schwangerschaftsalter, sobald Schwangere stabilisiert und narkosefähig!**
    - Nur bei weit fortgeschrittener Eröffnungsperiode kann eine vaginale Entbindung angestrebt werden. Sonst: Sectio

HELLP-Syndrom

Definition

Sonderform der Präeklampsie mit:

- H: *hemolysis*
- EL: *elevated liver enzymes*
- LP: *low platelet count*

Häufigkeit

1:150 bis 1:300 Geburten

Ätiologie

Gestörtes Gleichgewicht zwischen Prostacyclin und Thromboxan A_2

- Vasospasmen mit Endothelläsionen und Fibrinablagerungen
- Mikroangiopathie mit Hämolyse und Verbrauch von Thrombozyten

Diagnostik

- **Klinische Symptome**

  - Übelkeit (mit und ohne Erbrechen)
  - epigastrische Schmerzen (Fibrinablagerung in den Lebersinusoiden führen zur Behinderung des Blutflusses und Dehnung des Leberparenchyms mit epigastrischen Symptomen bzw. Leberkapselschmerz)
  - Unwohlsein (meist mit Kopfschmerz), 96% der Pat.
  - fakultativ: Ödeme
    Hyperreflexie
    RR-Erhöhung, nur bei 50% der Pat.
    Murphy-Zeichen positiv

- **Laborparameter**

  - Thrombozytopenie (<100000), 100% der Pat.
  - Leberenzym-Erhöhung (SGOT, SGPT, LDH), 100%

- obligat: Hyperbilirubinämie (indir. Bili. erhöht), 62%
  Kreatininerhöhung
  Hyperurikämie
  HK-Abfall (>10%), 67%
  Hypoglykämie
  (<40mg% mit 100% Mortalität!)
  Blutausstrich (Hämolysezeichen) 86%:
  - Stachelzellen
  - Schistozyten
  - Polychromasie
  Proteinurie, 96%

- fakultativ: Fibrinogenverminderung
  AT III-Verminderung
  Haptoglobinverminderung

Häufigste Fehldiagnosen:
gastrointestinales Krankheisbild
(Cholezystitis, Gastritis, Ösophagitis)
hämatologische Erkrankungen (ITP, TTP)

Überwachung

Intensivüberwachung

- Tägliche Kontrolle der Laborparameter einschließlich
  Gerinnung, kleines Blutbild, Leberwerte, Nierenwerte

- kontinuierliche CTG-Kontrolle (mindestens 4mal täglich)

- engmaschige RR-Kontrollen

- klinische Untersuchung

  - Reflexstatus

  - Murphy-Zeichen

  - Oberbauchsonographie zum Ausschluß von subkapsulä-
    ren *Leberhämatomen* und *Leberparenchymveränderungen*

  - Ultraschall mit Fetometrie und Dopplersonographie

Therapie

> **Handeln, nicht abwarten!**

- stabilisierende Maßnahmen:
    - Magnesium-Sulfat-Therapie (s. Kap. PRÄEKLAMPSIE Seite 87)
    - Blutprodukte nach Bedarf
    - Hydralazin bei Hypertonie
- Gestationsalter >34. SSW:
  Entbindung (Geburtsmodus abhängig vom Cervix- Score, s. Kap. GEBURTSEINLEITUNG Seite 139)
- Gestationsalter <34. SSW:
    - **Induktion der fetalen Lungenreife** mit Celestan i.m.; falls möglich, Erreichen der Lungenreifung
    - **bei fetaler oder mütterlicher Gefährdung:** sofortige Entbindung

Mütterliche Risiken

- DIC (*disseminated intravascular coagulopathy*)
- vorzeitige Placentalösung (meist korreliert mit DIC)
- akutes Nierenversagen
- Leberruptur (keine Naht, sondern Tamponade mit Bauchtüchern über einige Tage)
- Schocklunge

Maternale Mortalität: 2 - 24 %

Sectiorate: bei Erstgebärenden 71%, bei Mehrgebärenden 39%

Kindliche Risiken

- intrauterine Asphyxie
- fetale Wachstumsretardierung durch Placentainsuffizienz
- Unreife

DIC-Score zur Früherkennung

Bestimmung von   (pathologische Werte)
- Thrombozyten   ($<100 \times 10^9$/l)

- Fibrinogen   (<300mg/dl)

- Fibrinogenspaltprodukte   (> 40 mg/l)

- TPZ (Quick)   ($<70\%$)

- Antithrombin III   ($<80\%$)

Bewertung der Laborparameter
- falls 2 Parameter pathologisch: **fragliche DIC**

- falls 3 oder mehr Parameter pathologisch:
  manifeste DIC.

Bei DIC-Score >3 (manifeste DIC) sind innerhalb 96 Stunden
schwere mütterliche Komplikationen zu
erwarten (z.B. vorzeitige Placentalösung, akutes Nierenversagen,
Schocklunge)!

Übertragung

Gestationsalter von 42 Wochen und mehr
(über 293 Tage, gemäß WHO)

Häufigkeit, bezogen auf den ET
9-12 %

Mortalität
Die perinatale Mortalität erreicht am ET ihren niedrigsten
Wert und nimmt danach rasch zu:
2fach erhöht in der 43. SSW, 4- bis 6fach erhöht nach der 43.
SSW

Morbidität
Drohende intrauterine Asphyxie und Dysmaturitätssyndrom

Ätiologie
- Störung im Zusammenspiel von fetoplacentarer-endokriner
  Einheit und Amnion

Diagnostik
- Überprüfung des Entbindungstermins durch genaue
  Zyklusanamnese, Frühultraschall und Zeitpunkt der ersten
  Kindsbewegungen

Überwachung
(s. Flußdiagramm ÜBERTRAGUNG Seite 278)

- Zweitägig Kontrolle von Kindsbewegungen, CTG und E_3 im Serum sowie Fruchtwasserfarbe und -menge durch Amnioskopie, Schätzen der Fruchtwassermenge mittels Ultraschall

- Gewichtsschätzung durch Ultraschall

Bei Übertragung häufig Makrosomie.
CAVE: Schulterdystokie!

- Ab ET+10: Oxytocin-Belastungstest

- Doppler-Sonographie

- Biophysikalisches Profil (s. Kap. ULTRASCHALL Seite 28)

Therapie

- Geburtseinleitung ab ET+14 oder bei pathologischem Ausfall eines Überwachungsparameters.
  (s. Kap. GEBURTSEINLEITUNG Seite 139)

Idiopathische thrombozytopenische Purpura

Ätiologie

- Hitzestabiles IgG-Immunglobulin als freier zirkulierender Antikörper im mütterlichen Blut

- diaplacentarer Übergang mit der Folge einer Thrombozytopenie des Neugeborenen über 14 Tage

- Anlagerung des Antikörpers in 75% an Thrombozyten, z.T. auch an Megakaryozyten (fluoreszenzmikroskopischer Nachweis!)

- beschleunigte Thrombozytensequestration im RES der Milz, bei hohem Antikörpertiter auch in Leber und Knochenmark

Symptome

- Petechien an Haut (bevorzugt untere Extremität), Schleimhäuten und parenchymatösen Organen

- häufig Nasenbluten, Blutungen aus dem Rachenraum, Zahnfleischblutungen und Menometrorrhagien

- bei ca. 30% der Patientinnen Fehlgeburt, perinatale Mortalität ca.10%

- bei Thrombozytopenie des Neugeborenen (bei 50% der Kinder betroffener Mütter) Gefahr der intrakraniellen Blutung (vor allem bei starkem Druck auf den fetalen Kopf unter der Geburt)

Diagnostik

- Verminderung der Thrombozytenzahl unter 20000 - 30000/mm^3

- Reifungsstörung der Megakaryozyten im Knochenmark

- Blutausstrich: erhöhter Anteil vergrößerter Thrombozyten

- thrombozytenassoziiertes Immunglobulin im Plasma

Therapie

- Prednisolon

  - anfangs 1 - 2 mg/kg KG täglich

  - Thrombozytenanstieg meist nach 3 bis 7 Tagen erreichbar, maximaler Effekt nach 2 bis 3 Wochen

  - danach schrittweise Reduktion der Gesamtdosis möglichst unter 15 mg täglich unter ständiger Kontrolle der Thrombozytenzahl
    (Richtwert: 50000/mm^3)

  - in ca. 30% der Fälle Corticoid-Gabe erfolglos, dann

- Immunglobulin

  - 0,4 g/kg KG monomeres polyvalentes Immunglobulin über 5 Tage (z.B. Sandoglobulin)

  - maximaler Effekt nach ca. 1 bis 2 Wochen

  - Wiederholung der Gabe bei Absinken der Thrombozytenzahlen unter 20.000/mm^3

- Thrombozytentransfusion

  - zur Stillung lebensbedrohlicher Blutungen bzw. zur perioperativen Prophylaxe Transfusion histokompatibler oder - falls nicht erhältlich - randomisierter Thrombozytenkonzentrate

  - in Abhängigkeit von der Menge zirkulierender antithrombozytärer Antikörper reduzierte Überlebenszeit der transfundierten Thrombozyten beachten (u.U. kein klinischer Effekt!)

- Entbindungsmodus:

  - fetale Mikroblutanalyse nach Eröffnung von Muttermund und Fruchtblase:

  - Thrombozyten im Fetalblut:
    < 50.000/mm^3: Sectio
    > 50.000/mm^3: vaginale Entbindung

HIV- Infektion und Schwangerschaft

Epidemiologie

Die Inzidenz des Krankheitsbildes AIDS zeigt in Deutschland ausgeprägte lokale Unterschiede. Sie schwankt zwischen 1200/mio Einwohner in Frankfurt/Main und 10/mio in Thüringen. Zur Prävalenz der HIV- Infektion unter Schwangeren in westlichen Ländern finden sich Angaben zwischen 0,1 und 0,6% (1992). Leider mangelt es an aktuellen Daten zur HIV- Infektion in Deutschland.

Die vertikale Transmissionsrate von der Mutter zum Kind liegt zwischen 15% (Europa) und 45% (Kenya). Für das Kind ergeben sich drei mögliche Infektionszeitpunkte: Eine frühe Infektion in utero mit schlechter Prognose, die peripartale und postpartale Infektion (Muttermilch).

Bei der Erstuntersuchung in der Schwangerschaft wird regelmäßig ein HIV-Test angeboten. Aufgrund der Möglichkeiten zur Reduzierung vertikaler Transmission (Zidovudin-Therapie, prim. Sectio) erscheint dieser Aufwand gerechtfertigt.

Diagnose

- bei erstmals positivem HIV-ELISA sollte der ELISA wiederholt und zusätzlich ein Westernblot als Bestätigung durchgeführt werden, da in der Schwangerschaft gehäuft falsch positive Ergebnisse auftreten. Erst bei Bestätigung des positiven Testergebnisses sollte die Patientin informiert werden.

- bei bestätigter HIV- Infektion ist der Status der Patientin näher zu determinieren:

  - Anamnese (mögl. Infektionszeitpunkt, Infektionsweg)

  - Soziale Situation: Drogengebrauch, Partnerinfektion, Familie, Wohnung?

  - Immunstatus: Differentialblutbild, Lymphozyten-Subpopulationen (CD4/8, NK), Viruslast, p24 Antigen, Leberwerte

  - Serologie: CMV, Hepatitis, Toxoplasma, EBV, VZV, HSV, Lues

-   Klinisches Bild: Stadium der Infektion (CDC- Stadium),
    bereits begonnene antiretrovirale Therapie, Pneumocystis
    c. Pneumonie- Prophylaxe (Pentamidin), andere Grunder-
    krankungen und internistische Betreuung der Patientin
    sind zu bewerten.

Klinische Einteilung der HIV-Infektion gem. CDC

A	C (Vollbild AIDS)
akute Infektion: Mononukleose- ähnlich	Pneumocystis carinii Pneumonie
akute HIV-Infektion	Toxoplasma- Enzephalitis
persistente generalisierte Lymphadenopathie (LAS)	ösophageale und bronchiale, tracheale oder pulmonale Candida-Infektion
B	CMV-Retinitis
bazilläre Angiomatose	generalisierte CMV-Infektion
oropharyngeale Candida-Inf.	extrapulmonale Kryptokokkeninf.
chron. Candida-Vulvovaginitis	Kaposi-Sarkom
intraepitheliale Neoplasien der Cervix uteri	disseminierte oder extrapulmonale Tuberkulose
Allgemeinsymptome wie Fieber>38.5°C, Diarrhoe >4Wo.	maligne Lymphome (Burkitt, immunoblast. od. prim. cerebral)
orale Haarleukoplakie	invasives Cervixkarzinom
Herpes zoster, mehrere Dermatome, Rezidiv in einem D.	HIV- Enzephalopathie
periphere Neuropathie	Wasting- Syndrom

Die Gesamtbeurteilung Infektionsstatus bezieht die CD4-Zellzahl mit ein.

Stadien der HIV-Infektion

I	CDC Kat. A oder B und CD4-Zellzahl > 500/µl oder symptomfreie Pat. mit CD4-Zellzahl 200-500/µl
II	Kat. A und CD4-Zellzahl <200/µl Kat. B und CD4-Zellzahl <500/µl
III	alle schwereren Krankheitsbilder, Kat. C (AIDS)

> **Anhand dieser Befunde muß gemeinsam mit der Patientin die individuelle Entscheidung über ein Austragen der Schwangerschaft oder einen Schwangerschaftsabbruch erarbeitet werden.**

Betreuung

bei Entscheidung für Abbruch der Schwangerschaft

- übliche Pflichtberatung (z.B. durch ProFamilia)
- präoperativ Cervixabstrich, Kolposkopie
- Abortinduktion mit Gemeprost, instrumentelle Nachtastung
- bei CD4 Zellzahl <500/µl Antibiotikaprophylaxe

bei Entscheidung für Austragen der Schwangerschaft

- internistische Betreuung sicherstellen
- Zidovudin-Prophylaxe (2x250 mg/d p.o.) anbieten falls folgende Voraussetzungen vorliegen:
  - CD4- Zellzahl >200/µl (ansonsten Therapie aus mütterlicher Indikation notwendig)
  - neutrophile Granulozyten ≥1000/µl
  - Thrombozyten ≥ 100.000/µl
  - GOT ≤ 2.5-fache des oberen Normwertes
  - Serum-Kreatinin ≤ 1.5 mg/dl (130 µmol/l)

- keine vorausgegangene antiretrovirale Therapie während der bestehenden Schwangerschaft

- keine vorausgegangene Immuntherapie oder Anti-HIV-Vaccine (gem. ACTG 076-Protokoll, s. NEJM 1994; 331;1173-80)

• bei starkem CD4-Abfall ($<200/\mu l$) wird eine Zidovudin-Therapie mit 2x250 mg/d p.o. aus mütterlicher Indikation in jedem Falle notwendig

• zur Minimierung vertikaler Transmission, primäre Sectio anbieten und planen

• Cervixabstriche: Zytologie, Chlamydien, Ureaplasma, Mykobakterien, Bakterien, Pilze, HSV; Kolposkopie

• engmaschige Kontrollen im Rahmen der für Risikoschwangerschaften üblichen Vorsorge

• in dreimonatigen Intervallen Blutentnahme zur Verlaufskontrolle von: Differentialblutbild, Leberwerten, Lymphozytensubpopulationen (CD4/8), Viruslast, p24 Antigen

• Fetometrie alle 3-4 Wochen

• Doppleruntersuchung alle 2 Wochen ab 26. Schwangerschaftswoche

• CTG wöchentlich ab 30. Schwangerschaftswoche

Geburtsleitung

Durch primäre Sectio kann das Risiko der vertikalen Transmission reduziert werden. Aufgrund der zu treffenden Vorbereitungen sollte der Geburtsmodus vorzeitig mit der Patientin festgelegt werden.

Spontangeburt

- Pädiater informieren, Kreißsaalteam informieren!

- Zidovudin- Infusion bei Wehenbeginn bis nach Geburt des Kindes (2 mg/kg KG über 1h, anschließend 1 mg/kg KG · h bis zur Entwicklung des Kindes)

- keine interne CTG-Ableitung

- Geburtsdauer möglichst kurz halten

- möglichst keine MBU

- möglichst keine Episiotomie

- mütterliches und kindliches Nabelschnurblut asservieren

> **Cave: Blut, Muttermilch, Fruchtwasser, Placenta und Lochialsekret sind potentiell infektiös, daher: Mundschutz mit Augenschild, doppelte Handschuhe, undurchlässige OP-Kleidung**

Sectio

- Pädiater informieren, OP-Team informieren!

- geplanter OP-Termin 2-3 Wochen vor ET (prim. Sectio)

- Zidovudin- Infusion 3-4 h vor Sectio-Beginn bis zur Entwicklung des Kindes (2 mg/kg KG über 1h, anschließend 1 mg/kg KG · h)

- Uterotomie möglichst unter Erhalt der Fruchtblase

- perioperative Antibiotikaprophylaxe mit Breitspektrumpenicillin und Lactamasehemmer; bei schlechter Immunlage Fortsetzung über drei Tage

- mütterliches und kindliches Nabelschnurblut asservieren

Wochenbett

- primäres Abstillen

- bei vorangegangener Zidovudin-Therapie der Mutter
  Zidovudin-Sirup (2 mg/kg KG p.o. alle 6h) für das Kind über
  6 Wochen

- Kontraktionsmittel zur optimalen Uterusrückbildung

- frühzeitige Vorstellung und weitere Betreuung des
  Neugeborenen an einer spezialisierten Abteilung, z.B.
  pädiatrische Immundefektambulanz, bis zur endgültigen
  Klärung des kindlichen Infektionsstatus

- Kontrolluntersuchung 4 Wochen post partum mit
  Bestimmung des Immunstatus

1.3. Geburtsrisiken

Frühgeburt

Frühe Frühgeburt:
Geburtsereignis zwischen der vollendeten 24. und 31. SSW post menstruationem.
Entsprechend dem Geburtsgewicht unterscheidet man bei frühen Frühgeborenen:

- <1500 g *very low birth weight infant*

- <1000 g *extremely low birth weight infant*

Frühgeburt:
Geburtsereignis zwischen der vollendeten 32. und 37. SSW post menstruationem

➡ **Im pädiatrischen Sprachgebrauch bedeutet "24. SSW" vollendete 24 Schwangerschafts-Wochen. Dies entspricht der (laufenden) 25. SSW des gynäkologischen Sprachgebrauchs.**

Häufigkeit
Frühe Frühgeburt:
Generelle Inzidenz: 1,5 % aller Geburten finden vor der vollendeten 30. SSW. statt oder haben ein Geburtsgewicht unter 1.500 g.
Inzidenz UFK und Kinderklinik Ulm (Versorgungsstufe 1): ca. 3 % aller Geburten

Frühgeburt:
Inzidenz: 5-15%

Ätiologie

- Mütterliche Faktoren
    - sozioökonomische Faktoren
    - berufliche Überlastung
    - Nikotinabusus
    - Alter der Mutter (<18 Jahre; > 33 Jahre)
- Schwangerschafts-assoziierte Faktoren
    - vorzeitiger Blasensprung
    - pränatale Infektionen
    - vaginale Blutungen (z.b. Placenta praevia)
    - Cervixinsuffizienz (z. B. nach Konisation)
    - Präeklampsie
    - Uterusanomalien (z. B. Uterus bicornis)
    - Mehrlingsschwangerschaften

Diagnostik

Feststellung einer drohenden Frühgeburt durch

- regelmäßige, muttermundswirksame Wehentätigkeit
- Muttermundseröffnung
- Fruchtwasserabgang (Bromthymol-Test positiv)
- Eröffnungsblutung

Folgender **Frühgeburts-Score** kann als diagnostisches Hilfsmittel herangezogen werden:

	0	1	2	3	4
Wehen	-	unregelm.	regelm.	-	-
Vorz. Blasenspr.	-	-	hoch/ fraglich	-	tief
Blutung	-	mäßig	schwer (>100ml)	-	-
MM-Weite	-	1 cm	2 cm	3 cm	≥4 cm

Korrelation von Frühgeburts-Score und erfolgreicher
Wehenhemmung

Score	Wehenstop	Score	Wehenstop
1	100 %	5	11 %
2	90 %	6	7 %
3	84 %	>6	Nie
4	38 %		

Prognose

Die Überlebensrate der frühen Frühgeborenen ist eng mit Geburtsgewicht und Schwangerschaftsalter korreliert.

> **Gefährdung des Kindes durch Surfactantmangelsyndrom,**
> **Hirnblutungen, Nierenversagen, Hypoglykämie und Hypothermie**

Infektionen im Rahmen eines AIS wirken sich negativ auf die Überlebenschancen dieser Kinder aus. Eine gleichzeitige Retardierung wirkt sich negativ auf die neurologische Langzeitprognose aus. Vorzeitiger Blasensprung und vorzeitige Wehentätigkeit allein sind nicht als Risiken für den Fetus zu bewerten, da durch die Aktivierung von Streßfaktoren die Lungenreife gefördert wird.

Ab 1.000 g Geburtsgewicht ist die Überlebensrate selbst bei negativen Zusatzkriterien (s. oben) nahezu 100 %. Im Beratungsgespräch sollte auch immer die erhöhte Morbiditätsrate der Kinder bei frühem Schwangerschaftsalter (5-25%) erwähnt werden.

Therapie

Gestationsalter <vollendete 25. SSW

- Exspektatives Verhalten, kein CTG-Monitoring

- Aufklärung über geringe Überlebenschancen und Morbiditätsrate

- Pädiater nur auf Wunsch der Eltern hinzuziehen

- Die Entbindung sollte aus psychologischen Gründen als Geburt im Kreißsaal ablaufen (unter Verzicht auf CTG-Kontrolle)

Ab vollendeter 25. SSW

Ohne Blasensprung

- Versuch, die Schwangerschaft bis zum Erreichen der Lungenreife (48 h) zu halten. Das Fernziel ist die 37. SSW.

- Physikalische (Becken hoch, strenge bis erleichterte Bettruhe) und medikamentöse Maßnahmen (Tokolyse, Magnesium oral, Celestan-Gabe)

- Bei stehender Fruchtblase ist die vaginale Entbindung möglich, sofern folgende Voraussetzungen erfüllt sind:

  - stehende Blase

  - Schädellage

  - unauffälliges CTG

  - keine mütterliche Kontraindikation (Placenta praevia, vorzeitige Placentalösung)

    Vaginale Entbindung anstreben. Fruchtblase möglichst lange stehen lassen, gering dosierte Tokolyse, um langsame Cervixdilatation zu erreichen, "Schwimmtechnik"

- Bei Fehlen der Voraussetzungen: **Sectio**

➥ **Bei Sectio: 1/2 Notfallspritze Partusisten intrapartal i.v. bei Eröffnung der Fascie als Einzeldosis zur leichteren Entwicklung des Kindes bei relaxiertem Uterus!**

Mit Blasensprung

- Zunächst abwartendes Vorgehen mit Tokolyse, RDS-Prophylaxe und Kontrolle der Entzündungsparameter (s. Kap. VORZEITIGE WEHENTÄTIGKEIT Seite 68 und VORZEITIGER BLASENSPRUNG Seite 73)

- Bei geringstem Anhalt für AIS (s. Kap. AIS Seite 78)

  - **vollendete 25. - 31. SSW**
    sekundäre Sectio

Die Infektion des frühen Frühgeborenen ist gefürchteter als die Lungenunreife!

  - **ab 32. SSW**
    Geburtseinleitung und Versuch der vaginalen Entbindung. Zeigen sich klinische Zeichen für ein AIS bei unreifem Cervixbefund:
    sekundäre Sectio

Ab vollendeter 36. SSW

- Keine schwangerschaftserhaltende Therapie notwendig: vaginale Enbindung anstreben!

Überlebensrate , Gestationsalter und Geburtsgewicht

Gestations- alter [SSW]	Überlebens- rate [%]		Geburts- gewicht [g]	Überlebens- rate [%]
24	40		<500	5
25	60		500-750	45
26	66		750-1.000	83
27	82		1.000-1.250	93
28	84		1.250-1.500	96
29	91		Universitäts-Kinderklink Ulm,	
30	97		1990	

Gemini

Diagnostik

- Ultraschalluntersuchung
  - Lage
  - Gewichtsschätzung
  - Typ der Fruchthöhle (trennende Eihaut)

Besonderheiten

Präpartal

- erhöhtes Risiko einer Cervixinsuffizienz (ggf. Cerclage)
- häufig Entwicklung einer Präeklampsie
- vorzeitige Wehentätigkeit durch Überdehnung des Uterus
- Atemstörung der Schwangeren durch Zwerchfellhochstand
- Einleitung in der 38. SSW (da primäre Wehenschwäche durch Überdehnung)
- Gemini sind ca. 2-3 Wochen früher lungenreif als Einlinge. Daher bei vorzeitigem Blasensprung ab der 34. SSW keine Celestan-Gabe und i.v. Tokolyse durchführen.

Intrapartal

- Vorzeitiger Blasensprung - bei Lageanomalie Gefahr des Nabelschnurvorfalls
- primäre uterine Dystokie durch Überdehnung
- vorzeitige Placentalösung nach Geburt des 1. Geminus durch sich kontrahierenden Uterus

Risikofaktoren für Spontangeburt (sonographisch zu ermitteln)

- Keine trennende Eihaut: bei monoamniotischen Gemini wird der 2. Zwilling ohne Fruchtwasser geboren:

  - er ist für manuelle Manöver (z. B. kombinierte Wendung) nicht oder nur schwer zugänglich

  - Gefahr der vorzeitigen Placentalösung!

- Ein Geminus < 1800 g:

  - erhöhte Verletzungsgefahr bei operativ vaginaler Entbindung und manuellem Manöver

- 2. Geminus > 500 g schwerer als 1. Geminus:

  - Schwierigkeiten bei operativ vaginaler Entbindung und manuellem Manöver wegen nicht ausreichender Vordehnung des Geburtskanals

Geburtsmodus

(s. Flußdiagramm ENTBINDUNGSMODUS GEMINI Seite 281)

Vor der 32. SSW

- primäre Sectio unabhängig von der Lage der Gemini, da bei Komplikationen keine Extraktion des 2. Geminus möglich ist

Ab der 32. SSW

- Beide Gemini in Schädellage (Häufigkeit: 40 % aller Gemini-Schwangerschaft)

  - vaginale Entbindung

- 1. Geminus in Schädellage, 2. Geminus in Beckenendlage (Häufigkeit: 25 % aller Gemini-Schwangerschaften)

  - vaginale Entbindung, wenn kein signifikanter Gewichtsunterschied besteht.

- 1. Geminus in Schädellage
  2. Geminus in Querlage
  - vaginale Entbindung, nach Geburt des 1. Geminus ggf. kombinierte Wendung in Schädellage, sonst kombinierte Wendung in Fußlage und Extraktion
- 1. Geminus in Beckenendlage
  - primäre Sectio
- 1. Geminus in Querlage
  - primäre Sectio

Geburtsleitung

- Zunächst sonographisch Lagebestimmung und Einschätzung der Größe
- Ultraschallgerät muß auch während der Geburt bereitstehen (zur Lagebestimmung des 2. Geminus nach Geburt des 1. Geminus)
- Kontinuierliche simultane CTG-Registrierung
- Narkosebereitschaft (am besten PDA) und Sectiobereitschaft (Anästhesie und OP-Team stehen bereit)
- Instrumente für operativ vaginale Entbindung bereitlegen
- Normale Geburt des 1. Geminus aus Schädellage anstreben, nach der Geburt Abnabelung mit Kenn-zeichnung
- Pädiater zur Geburt hinzuziehen

Nach Geburt des 1. Geminus bestehen zwei Möglichkeiten
Abwarten

- Vorteil:
    - VT hat Zeit, sich richtig einzustellen
- Nachteil:
    - durch Verengung des MM wird eine kombinierte Wendung erschwert, dadurch
    - erhöhte Sectiorate am 2. Geminus

Nicht abwarten

- Vorteil:
    - operativ vaginale Entbindung und manuelle Manöver sind möglich
    - Gefahr einer vorzeitigen Placentalösung ist geringer
- Nachteil:
    - VT hat keine Zeit, sich richtig einzustellen (erhöhte Rate an operativ vaginalen Entbindungen)

Bei ausreichender Erfahrung mit kombinierter Wendung: nicht abwarten.
Sonst für Abwarten entscheiden!

Entwicklung des zweiten Geminus

- *Bei Einstellung in Längslage* (Schädellage oder Beckenendlage):
    - Oxytocin-Infusion
    - Amniotomie unter amnioskopischer Sicht mittels Kanüle ermöglicht langsames Abfließen des Fruchtwassers und beugt einem Nabelschnurvorfall vor
- *Bei Einstellung in Querlage:*
    - kombinierte äußere und innere Wendung auf den Fuß und manuelle Extraktion

> **Nur bei deutlich größerem 2. Geminus (Differenz
> > 500 g oder Gewicht < 1800 g KG) besteht eine Indikation zur
> Sectio.
> Sonst kann prinzipiell aus jeder Lage auf den Fuß gewendet und
> extrahiert werden!**

Nachgeburtsperiode

Nach Geburt des 2. Geminus sofortige Gabe von Oxytocin (10 IE i.v., 20 IE über weitere 6 h)

Lösung der Placenta wegen Überdehnung des Uterus oft verlangsamt und Lösungsblutung meist verstärkt!

> **CAVE: Gefahr der atonischen Nachblutung!**

Beckenendlage

Kindliche Einstellungsanomalie mit caudalem vorangehenden Teil

Typen: reine Steißlage, vollkommene und unvollkommene Steißfußlage, vollkommene und unvollkommene Fußlage, vollkommene und unvollkommene Knielage

Häufigkeit

3-5% aller Geburten um den Termin

Ätiologie

In 80% der Fälle ungeklärt, prädisponierend sind:

-   Frühgeburten

-   kindliche Mißbildungen

-   Uterusmißbildungen

-   Primiparität

-   Beckenanomalien

Diagnostik

- Äußere und innere Untersuchung
- Ultraschall:
    -   Kind: Gewicht, BEL-Typ, Haltung
    -   Placenta: Lokalisation

Therapie

Primär wird die **äußere Wendung** angestrebt, falls keine Kontraindikationen vorliegen.
(s. Kap. ÄUSSERE WENDUNG Seite 141).

Vor der 35. SSW primäre Sectio

Bei nicht gelungener oder nichtdurchführbarer Wendung wird die Möglichkeit der vaginalen Entbindung nach folgenden Kriterien evaluiert:

Richtlinien der Standardkommission BEL

- Ausschluß eines Mißverhältnisses

- Gewichtsschätzung mittels Ultraschall
  (s. Kap. ULTRASCHALL Seite 28)

  - primäre Sectio bei einem Gewicht von < 2500 und
    > 3500 g

- Beurteilung des Beckens durch klinische Untersuchung
  (s. Kap. KLINISCHE PELVIMETRIE Seite 3)

- Ausschluß einer Hyperextension des Kopfes durch Ultraschall

- bei reiner Fußlage: primäre Sectio

- bei schweren kindlichen Mißbildungen, die nicht mit dem
  Leben vereinbar sind: vaginale Entbindung

- Z.n. Sectio sowie andere Uterusnarben: primäre Sectio

- Adipositas per magna: primäre Sectio

Zatuchni-Andros-Score

	0	1	2
Parität	Primipara	Multipara	
Gestationsalter	39 SSW	38 SSW	37 SSW
geschätztes Kindsgewicht	>3.630 g	3.630-3.170 g	<3.170 g
vorausgeg. vag. BEL-Entb.	keine	eine	zwei und mehr
MM-Weite	2 cm	3 cm	4 cm
Höhenstand des VT bezügl. ISPE	-3 oder höher	-2	1 oder tiefer

Interpretation des Scores

<4 Punkte:	hohes Risiko: Sectio
4 Punkte:	nochmalige Überprüfung aller Parameter
>4 Punkte:	niedriges Risiko: vaginale BEL-Entbindung

Zusätzliche Risikofaktoren

- Zustand nach Sectio, fetale Wachstumsretardierung
- pathologisches CTG
- Diabetes
- bei Mehrgebärender: vorherige Kinder klein

Wenn die dargestellten Kriterien keine vaginale Entbindung empfehlen bzw. wenn Risikofaktoren vorliegen: primäre Sectio.

Geburtsleitung

WICHTIG:
Eine positive Einstellung der Eltern zur vaginalen Geburt ist notwendig. Ausführliches Aufklärungsgespräch über Risiken!

Voraussetzung:

- PDA
- in der Austreibungsperiode Dauerkatheter (für eventuelle Symphysiotomie)
- Amniotomie erst bei vollständigem Muttermund
- technisch gute externe Ableitung des CTG's. Falls eine äußere Ableitung nicht möglich ist kann die Elektrode auch an den kindlichen Steiß gelegt werden.
  CAVE: Skrotum!

Phase 1:

Abwarten, bis Nabelschnuransatz sichtbar ist. Kein aktives Eingreifen in den natürlichen Geburtsablauf, Zurückhaltung mit Oxytocingabe.

Mitpressen erst bei Einschneiden des VT,
Episiotomie bei Durchschneiden des VT

Phase 2:

Dauer so kurz wie möglich (weniger als 5 Minuten, da die Nabelschnur komprimiert wird). Zunächst Versuch der Manualhilfe nach Bracht

Beim Umfassen des kindlichen Körpers Tuch benutzen (kindlicher Körper kann sonst entgleiten)

Kindlichen Rücken nach vorne drehen

Beim *Brachtschen Handgriff* ist der **Fundusdruck von oben** (durch Hebamme oder Helfer) mit der flachen Hand entscheidend.

Bei Nichtgelingen der Manualhilfe auf Grund hochgeschlagener Arme: Klassische Armlösung mit
Kopfentwicklung nach Veit-Smellie

➠ **Es gibt mehrere Methoden der Armlösung. Am besten jedoch von vornherein für eine Methode entscheiden!**

Klassische Armlösung

Liegt der rechte kindliche Arm in der Kreuzbeinhöhle bzw. wird er dorthin gedreht so nimmt die linke Hand die kindlichen Beine, zieht diese zunächst fußbodenwärts und schlägt sie in die linke Leiste der Mutter. Nun löst die rechte Hand den rechten kindlichen Arm und wischt ihn vorsichtig am kindlichen Thorax vorbei nach unten. Anschließend wird das Kind mit dem Rücken nach vorne gegen den Uhrzeigersinn gedreht, die rechte Hand nimmt die kindlichen Beine und die linke Hand löst den linken kindlichen Arm in identischer Weise wie zuvor den rechten kindlichen Arm.

Veit-Smellie

Die Hand, die zum kindlichen Gesicht geht, ist entscheidend, sie muß versuchen, den Kopf in Flexion zu bringen.

Dies gelingt am besten, wenn Zeige- und Mittelfinger am kindlichen

Oberkiefer ansetzen. Nicht mit dem Finger in den kindlichen Mund eingehen (Verletzungsgefahr, Unterkiefer klappt weg und Kopf kann damit nur schwer flektiert werden).

Kristellert wird nicht mit dem Ellenbogen, sondern mit Hand oder Faust.

Ist mit dem obengenannten Vorgehen eine Entwicklung des kindlichen Kopfes nicht möglich, so kommen zwei weitere Verfahren in Frage:

1. **Zange am nachfolgenden Kopf**
   Füße, Hände und Rumpf des Kindes werden von einer Hilfsperson hochgehalten. Biparietales Anlegen der Zange (Piper-Modell) in typischer Weise und Ziehen in Richtung der Griffe

2. **Symphysiotomie** (s. Kap. SYMPHYSIOTOMIE Seite 184)

Dystokie

Definition

Uterin

- Störung von Erregungsbildung, Erregungsausbreitung und Erregungsablauf der Uteruskontraktionen

  - *hypertoner* Grundtonus und/oder hypertone Aktivität: Wehen zu stark und/oder zu häufig

  - *hypotoner* Grundtonus und/oder hypotone Aktivität: Wehen zu schwach und/oder zu selten

  - *dystope* Erregungsbildung mit umgekehrter Erregungsausbreitung von der Cervix in Richtung Uterusfundus und/oder Stimulation durch mehrere asynchrone Schrittmacher

Da bei der Tokographie keine intrauterine Druckmessung durchgeführt wird, kann die Wehenstörung nur an Hand der Wehenfrequenz diagnostiziert werden.

Cervikal

- verzögerte Erweiterung der Cervix uteri

Ätiologie

Uterin

- Hypertone Störung (Wehensturm):

  - erhöhte endogene oder exogene Oxytocinstimulation

  - Uterusüberdehnung bei Mehrlingen oder Polyhydramnion

  - cephalo-pelvines Mißverhältnis

- Hypotone Störung (Wehenschwäche):

  - verminderte endogene Oxytocinstimulation

  - Uterusüberdehnung bei Mehrlingen oder Polyhydramnion

- Überanstrengung der Uterusmuskulatur bei langem Geburtsverlauf
- überdehnte Harnblase
- dystope Störung: endogen

Cervikal

- Funktionell: Spasmus des unteren Uterinsegmentes bei
  hyperaktiver uteriner Dystokie oder starker
  Schmerzempfindung
- Organisch: Vernarbungen nach operativen Eingriffen an der
  Cervix (Konisation, Cerclage)

Diagnostik

Uterin

- Tokographie:
  - hyperton: Wehen als 2-Minuten-Abstand
  - hypoton: Wehen als 5-Minuten-Abstand
  - dystop: Wehenintervalle von unterschiedlicher Länge,
    zweigipfelige Amplitudenkurve

Cervikal

- fehlende Dilatation der Cervix bei vollkommener
  Verkürzung. Häufig ist der MM nur schwer zu lokalisieren.

Therapie

Uterin

- hyperton: Tokolyse (s. Kap. PHARMAKA Seite 233) evtl. in
  Kombination mit PDA
- hypoton: Oxytocingabe (s. Kap. PHARMAKA Seite 233), bei
  Übermüdung: Schlafpause
- dystop: Oxytocingabe evtl. in Kombination mit Tokolyse (s.
  Kap. PHARMAKA Seite 233)

> **Liegt der uterinen Dystokie (hyperaktiv oder sekundär hypoton)
> als Ursache ein cephalo-pelvines Mißverhältnis zugrunde:
> Vorsicht mit Oxytocingabe (Uterusruptur)!**

Cervikal

- Funktionell: Spasmolyse und Schmerzausschaltung, am besten durch PDA; alternativ Spasmolytika (z.B. Buscopan) und Analgetika (z.B. Dolantin)

- Organisch: Identifizierung des MM, Dilatation des MM gelingt meist mit dem Finger (alternativ mit Hegar Stift), sobald man mit einem Finger eingedrungen ist, kann die papierdünn ausgezogene Cervix auf mehrere Zentimeter Durchmesser gestrippt werden.

Mekoniumaspirationssyndrom (MAS)

Definition
Mekoniumhaltiges Fruchtwasser gelangt in die kindlichen Atemwege und führt postpartal zur pulmonalen Insuffizienz mit Atelektasenbildung, Überblähung und pulmonaler Vasokonstriktion.

Pathophysiologie
Präpartal oder intrapartal
Fruchtwasser wird von Amnionepithel und fetalem Harntrakt produziert, seine Resorption erfolgt über Amnionepithel, fetale Haut und fetalen Gastrointestinaltrakt.

Eine kurzzeitige kompensierte fetale Hypoxie führt zur Aktivierung vagaler Reflexe mit erhöhter Darmperistaltik, Erschlaffung des Analsphinkters und damit zur Ausscheidung von Mekonium ins FW.

Beim reifen Feten werden ca. 3,5 Liter Fruchtwasser pro Stunde ausgetauscht, daher kann bei passagerer fetaler Hypoxie mekoniumhaltiges FW innerhalb weniger Stunden wieder klar werden.

Eine lang andauernde fetale Hypoxie führt zu intensiven fetalen Atembewegungen und neben dem Verschlucken auch zur Aspiration von mekoniumhaltigem FW. Bestand die Hypoxie nur vorübergehend, kann im Verlauf von mehreren Tagen das mekoniumhaltige Material durch die Zilientätigkeit des Tracheal- und Bronchialepithels abtransportiert und durch neu produzierte Lungenflüssigkeit verdrängt werden.

Angeborenes MAS (selten)
Bereits prä- oder intrapartal wird mekoniumhaltiges FW aspiriert.

Das Risiko für die Entwicklung eines **angeborenen MAS** ist groß bei lang andauernder präpartaler oder intrapartaler fetaler Hypoxie: extensive kindliche Atembewegungen führen zu intrauteriner Mekoniumaspiration.

Postpartal
Das Neugeborene beginnt physiologischerweise nach Geburt des kindlichen Thorax (in Ausnahmefällen bereits nach Geburt des kindlichen Kopfes) mit Atembewegungen.

Ist der Nasopharynx mit mekoniumhaltigem FW gefüllt, kann dieses aspiriert werden.

Die Aspiration führt zur Verlegung der peripheren Atemwege mit anschließender Atelektasenbildung und pulmonaler Insuffizienz.

Postpartales MAS (häufig)

Erst bei bzw. nach Geburt des kindlichen Kopfes wird mekoniumhaltiges FW aspiriert.

Das Risiko für die Entwicklung eines **postpartalen MAS** ist von der Schwere der vorausgehenden fetalen Hypoxie und der vor dem Mekoniumabgang vorhandenen FW-Menge abhängig (Verdünnungseffekt). Diese Faktoren korrelieren direkt mit der Menge und der Konsistenz des im Nasopharynx vorliegenden mekoniumhaltigen Materials. Besteht eine präpartale fetale Hypoxie nur kurzzeitig und ist das Intervall bis zur Geburt lang genug, so kann das FW wieder klar und die kindlichen Atemwege wieder frei werden.

Diagnostik

Farbbeurteilung des FW

- präpartal durch Amnioskopie
- intrapartal bei Blasensprung bzw. Amniotomie oder nach Geburt des Kindes

Einteilung der Qualität des FW

- grünlich
- grün
- erbsbreiartig

Klinische Risikofaktoren

- Schwergradige CTG Veränderungen, pathologische MBU oder erbsbreiartiges FW, Präeklampsie, Placentainsuffizienz, Nabelschnurumschlingung, **Übertragung**, Oligohydramnion
- Beim Frühgeborenen ist grünes FW selten, da wahrscheinlich die Reflexbahnen des Vagus noch nicht ausgereift sind

- Es gibt keine eindeutige Beziehung zwischen grünem FW und pathologischen CTG-Mustern, die fetale Prognose ist jedoch bei pathologischem CTG *und* grünem FW schlechter

- MAS mit gleichzeitig bestehender kindlicher Infektion ist prognostisch sehr ungünstig. Durch Exotoxinwirkung entwickelt sich eine kindliche pulmonale Hypertonie

- Bedingt durch das MAS steigt die fetale perinatle Mortalität bei Vorhandensein von grünem Fruchtwasser auf das 5-fache an

Prophylaxe

Angeborenes MAS

Nur möglich durch frühzeitiges Erkennen und Behandeln einer sich anbahnenden chronischen fetalen Hypoxie.

Postpartales MAS

Unabhängig von der Konsistenz und Farbqualität des mekoniumhaltigen FW's **immer identisches Vorgehen.**

3 Personen sind notwendig:

① Hebamme: Entwicklung des Kindes

② Ärztin/Arzt: Absaugen, Stimmritzeneinstellung, Intubation und Spülung

③ Hilfsperson: Assistieren beim endotrachealen Absaugen und Spülen

3 Maßnahmen werden durchgeführt:

  ① Absaugen und Thoraxkompression (obligat)

  ② Stimmritzeneinstellung (obligat)

  ③ Intubation und Spülung (fakultativ)

① **Absaugen und Thoraxkompression**

- Absaugkatheter bereitlegen,
  Absaugpumpe auf Funktion überprüfen
  Absaugkatheter (Innen/Außendurchmesser in mm):

  - gelb (1/1,5)

  - grün (1,5/2,1)

  - braun (2/3)

  - weiß (3/4,1)

- Unmittelbar nach Geburt des kindlichen Kopfes Absaugen des mekoniumhaltigen Materials aus dem Nasopharynx zunächst nasopharyngeal, dann oropharyngeal bis in den Magen

- Möglichst großen Katheter benutzen (beim reifen Neugeborenen 3/4,1 weiß)

- Das Absaugen durch die Nase gelingt oft nur durch ein Nasenloch. Daher bei Schwierigkeiten anderes Nasenloch versuchen!

- Während der Geburt des kindlichen Körpers weiter Absaugen: die Hebamme sollte bei der Entwicklung des kindlichen Kopfes so agieren, daß der Arzt weiterhin problemlos von der anderen Seite absaugen kann (v.a. bei einer 1. Lage schwierig, da das Absaugen vom kindlichen Rücken her erfolgen muß)

- Nach der Geburt des kindlichen Thorax sofortige Thoraxkompression und anschließend Geburt des restlichen Körpers

- Abnabeln durch den Arzt

> **Der kindliche Thorax bleibt bis zur Stimmritzeneinstellung komprimiert!**

② **Stimmritzeneinstellung**

- Sofortiger Transport des Neugeborenen zum Reanimationstisch unter ständiger Thoraxkompression

> **Auch bei cyanotischem Kind keine Maskenbeatmung bevor die Stimmritzeneinstellung erfolgt ist!**
> **Die Einstellung muß innerhalb von 30 Sekunden post partum vorgenommen werden!**

- Einstellen der Stimmritze mit Laryngoskop

- Absaugen von evtl. mekoniumhaltigem Material

Beim reifen Neugeborenen für das intratracheale Absaugen primär einen Absaugkatheter 2/3 braun benutzen. Bei viel mekoniumhaltigem Material, das schlecht mobilisiert werden kann, auf großen Katheter (3/4,1 weiß) wechseln.

Auch bei Fehlen von Mekonium vor der Stimmritze **in jedem Fall** mit dem Katheter die Stimmritze passieren und **endotracheal absaugen.**

Bei Verdacht auf endotracheal vorliegendes mekoniumhaltiges

Material:

③ **Intubation und Trachealspülung**

- Oft technisch schwierig, da Kinder vital

- Das Neugeborene wird naso- oder orotracheal intubiert (letzteres Vorgehen sollte vom weniger Geübten bevorzugt werden).

Kindsgewicht	Tubusgröße	passender Absaugkatheter
<1000g	2.0-2.5mm	1/1.5 gelb
1000-2500g	2.5mm	1/1.5 gelb oder 1,5/2,1 grün
>2500g	3.0mm	2/3 braun

- Beim reifen Neugeborenen den Tubus ca. 1,5 cm bzw. bis zum Verschwinden der schwarzen Markierung in die Stimmritze vorschieben

- Körperwarme physiologische Kochsalzlösung (1ml/kg KG, i.e.3-4 ml beim reifen Neugeborenen) wird 2-3 mal über den Endotrachealtubus instilliert. Dies führt zur Auflösung von aspiriertem mekoniumhaltigem Material, welches dann leicht durch den endotrachealen Tubus abgesaugt werden kann.

➥ **Nicht zu viel Spülflüssigkeit verwenden: kann zum Auswaschen von Surfactant und damit auch beim lungenreifen Neugeborenen zu Atemnotsyndrom führen!**

- Spülflüssigkeit durch 5 mal Bebeuteln verteilen und absaugen

- Kann der Absaugkatheter nur schwer in den Tubus vorgeschoben werden (v.a. Katheter 2/3 braun durch 2,5 mm Tubus) so hilft ein Gleitmittel (Einsprühen mit Silikon).

- Kommt nur noch klare Spülflüssigkeit, Spülung beenden:

    - bei regelmäßiger, ruhiger Spontanatmung und rosigem Hautkolorit ohne O_2-Supplementierung: Extubation

    - bei deutlicher Atemstörung und O_2- Bedürftigkeit: trachealer CPAP bzw. abhängig von der Blutgasanalyse evtl. künstliche Beatmung

2. Eingriffe

2.1. Nichtinvasive Verfahren

Geburtseinleitung

Induktion von Wehen durch Applikation von Prostaglandinen und Oxytocin

Indikationen

- vorzeitiger Blasensprung
- Präeklampsie
- Übertragung
- kindliche Mißbildungen (z.b. Hydrocephalus, solange der kindliche Kopf noch das Becken passieren kann)
- Diabetes mellitus
- intrauteriner Fruchttod

Vorgehen

- Aufklärungsgespräch mit den Eltern über Notwendigkeit und Risiken (Blasensprung, AIS, erhöhte Rate von operativen Entbindungen)

➡ **Ausschlaggebend für den Einleitungsmodus ist die Geburts-reife der Portio, bestimmt durch den Cervix-Score nach Bishop!**
(s. Kap. CERVIX-SCORE NACH BISHOP Seite 8 und PHAR-MAKA Seite 233)

Bishop-Score <5 :

PgE$_2$-Gel, 0,5 mg intracervikal, Wiederholung ggf. nach 6 Stunden. CTG-Überwachung obligat für 2 Stunden nach Applikation des Gels, dann in 2-stündigem Abstand

Bishop-Score 5 - 8 :

PgE$_2$-Vaginaltabletten (3 mg) retrocervikal ins hintere Scheidengewölbe. Wiederholung bei Nichtansprechen nach 8 Stunden

Bishop-Score >8 :

Oxytocin-Infusion 3 IE Oxytocin in 250 ml Glucose 5%, beginnend mit 15 ml/h (5 Tropfen/min), Steigerung um 5 ml/h alle 10 Minuten bis zu einem Maximum von 90 ml/h (30 Tropfen/min)
Kontinuierliche CTG-Kontrolle

➥ **Bei Diabetes keine Glucose sondern Ringer-Lactat als Trägersubstanz verwenden!**

Nebenwirkung bei i.v.-Anwendung: Wasserretention, jedoch erst ab ca. 20 IE Gesamtdosis in 24 h (obige Dosierung ergibt nur 13 IE/d)

Äußere Wendung

Manuelle Wendung des Feten durch äußere Handgriffe aus regelwidriger Lage in Schädellage

Indikationen

- Beckenendlage, Schräg- oder Querlage **jenseits der 37.** Schwangerschaftswoche

> **Kontraindiziert bei: Amnioninfektionssyndrom oder V.a. Wachstumsretardierung!**

Vorbereitung

- Optimaler Zeitpunkt: 38. SSW

- Aufklärungsgespräch mit den Eltern über Notwendigkeit und Risiken (Vorzeitige Lösung, Nabelschnur-Komplikationen, in ca. 1% Notsectio)
  Einwilligung für evtl. Sectio einholen!

- Ultrasonographische Diagnostik:

  - Feststellung von Lage und Stellung des Feten

  - Abschätzung der Fruchtwassermenge und Lokalisation der Placenta

  - Ausschluß einer Wachstumsretardierung

  - falls möglich Ausschluß einer Nabelschnurumschlingung um den Hals. Bei erkannter Umschlingung möglichst keine Wendung durchführen

> Prämedikation der Patientin.
> Wendungsversuch nur in Sectio-Bereitschaft,
> OP freihalten!

- Über 1/2 h unter CTG-Kontrolle intravenöse
  Partusisten-Gabe von ca. 20 ml/h
  Bei erhöhter Wehenbereitschaft, die letzten 5 min vor der
  Wendung Höchstdosierung mit 45 ml/h

- Beckenhoch- und Kopftieflagerung der Schwangeren mit
  geringgradiger Linksseitenlagerung

Durchführung

Der **Operateur steht an der linken Seite** der Patientin.

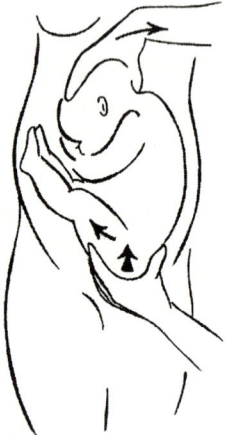

Phase 1. Initiieren der Drehung (Abb. 19): Die **linke Hand** greift den kindlichen **Steiß**, die **rechte Hand** den **Kopf**. Der Steiß wird hochgeschoben, sodann wird das Kind um ca. 20 - 30 Grad gedreht.

Phase 2. Fortsetzen der Drehung (Abb. 20 und 21). **Dem Fetus wird der richtige Weg gezeigt:** Sobald eine Drehung um ca. 20 - 30 Grad erfolgt ist, wird die griffartige Umklammerung von Kopf und Steiß gelöst und das Kind durch flaches Auflegen der Hände dirigiert. Unter leichten,

Abb. 19. Initiieren der Drehung.

ruckartigen Bewegungen wird der Fetus in Schädellage weitergedreht. **Bei dieser Manipulation ist nur wenig Kraft aufzuwenden. Vor allem bei Vorderwandplacenta vorsichtige Manipulation und möglichst nur auf der placentafreien Seite.**

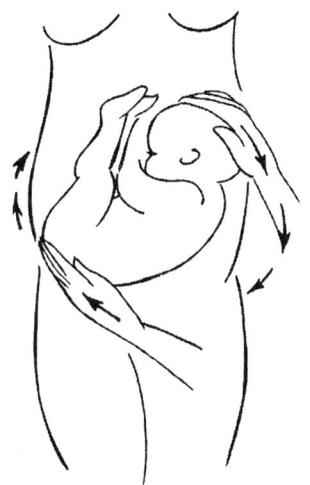 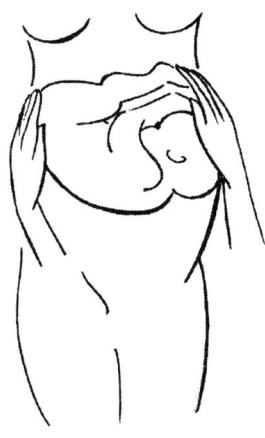

Abb. 20. Dirigieren der
kindlichen Drehung

Abb. 21. Führung des Kindes mit flachen
Händen

Die Kunst der Wendung besteht darin, den Punkt rechtzeitig zu erkennen, an dem **zuviel** Kraft angewandt werden muß! Hier rechtzeitig abbrechen.

**Die kindlichen Herztöne sind kontinuierlich durch CTG oder
Ultraschall zu überwachen!
Bei rh-negativer Mutter nach Wendung oder Wendungsversuch
Anti-D-Gabe!**

---

*Faktoren, die für das Gelingen der Wendung ungünstig sind (nach Be-
deutung geordnet):*

- unbeweglicher Steiß

- wenig Fruchtwasser

- Vorderwandplacenta

- Stellung des kindlichen Rückens vorne oder hinten

- Erstgebärende

- Adipositas der Mutter

- Angst und Angespanntsein der Mutter

Die Erfolgsrate liegt insgesamt bei ca. 50 %.

Nachbeobachtung

- Nach erfolgter Wendung CTG- Kontrolle über 1 h

- Weitere CTG- Ableitungen nach 8-10 h sowie am folgenden Tag.

Nach erfolgreicher Wendung und spontan einsetzendem Geburtsbeginn besteht kein erhöhtes Risiko für eine sekundäre Sectio caesarea.

2.2. Vaginale Eingriffe

Episiotomie

Drei Ziele werden verfolgt:

① **Prophylaxe eines Dammrisses und einer Zerreißung der Beckenbodenmuskulatur**

② **Druckentlastung für den vorangehenden Teil (Reduktion des Geburtstraumas bei Frühgeburt)**

③ **Verkürzung der Austreibungsperiode bei drohender fetaler intrauteriner Asphyxie** *(fetal distress)*

Indikationen

- vaginal operative Entbindungen

- straffe Weichteile (Sportlerinnen, ältere Erstgebärende)

- ungünstige Durchtrittsebene (alle Deflexionslagen)

- spitzer Schambogen

- großer vorangehender Teil

- Beschleunigung der Austreibungsphase (drohende kindliche intrauterine Asphyxie, Fieber der Mutter)

> *Einen drohenden Dammriß erkennt man am Blaßwerden des angespannten Dammes. Spätestens zu diesem Zeitpunkt hat die Episiotomie zu erfolgen!*
> *Die Hebamme muß, wenn notwendig, auch selbstständig eine Episiotomie durchführen!*

Vorbereitung

- Die Eltern bzw. Mutter über die Notwendigkeit der Episiotomie aufklären. Falls möglich schon vor der Geburt

die verschiedenen Episiotomieformen und die damit
verbundenen Risiken erklären.

- Desinfektion des äußeren Genitales

- Sterile Handschuhe, steriles Tuch, sterile Schere

Durchführung

Mediane Episiotomie

Von der hinteren Kommissur genau in der Mittellinie auf den After zu,
bis zu 2 cm an die Afteröffnung herangehen oder notfalls komplette Perineotomie (nur in Ausnahmefällen - Pat. vorher über Risiko aufklären).

Mediolaterale Episiotomie

Von der hinteren Kommissur auf das Tuber ossis ischii zu, Schnittlänge
3-4 cm, rechtwinklig zum Gewebe

Der Schnitt erfolgt stets rechtwinklig zum Gewebe !

Zeitpunkt

- Spontangeburten: beim Einschneiden des Kopfes **auf dem
  Höhepunkt der Wehe**

- Frühgeburten: vor Einschneiden des Kopfes nach lokaler
  Infiltration des Dammes

- Bei vaginalen operativen Entbindungen: nach Anlegen von
  Zange oder Vakuum (ggf. vorher)

Empfohlenes Vorgehen

- Mediane Episiotomie als Standardmethode

- Mediolaterale Episiotomie als Ausnahme bei:

  - niedrigem Damm

  - großem Kind

  - hinterer Hinterhauptslage

  - vaginal operativen Entbindungen alternativ auch komplet-
    te Perineotomie nach Aufklärung

Nahttechnik

- Nahtmaterial

    - Scheidendammnaht: 2-o Vicryl, mit CT 1 Nadel (rund), atraumatisch

    - Intracutannaht: 3-o Vicryl, mit PS 1 Nadel (scharf), atraumatisch

- Bei starker Blutungsneigung und fraglich unzureichender Blutstillung in der Tiefe Redondrainge einlegen

Nachbehandlung

- Bei ausgedehnter Weichteilverletzung oder Hämatombildung sofort nach Abschluß der chirurgischen Versorgung Eisblase auflegen.

- evtl. zusätzlich abschwellende Therapie mit Reparil 3x2 Drg./d

- bei Sphinkterbeteiligung Obstinol 1 Eßl. abends

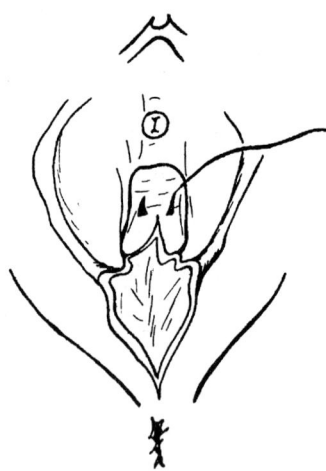

Abb. 22. *Scheidennaht.* Erster Stich im Bereich des oberen Wundwinkels

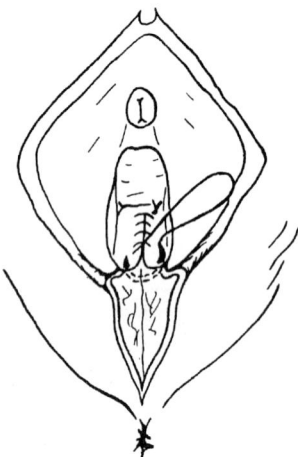

Abb. 23. *Fortlaufende Scheidennaht* als überwendliche Allschichtnaht. Mitfassen des Wundgrundes. Letzter Einstich kurz vor dem Hymenalsaum, dann Faden in der Tiefe versenken

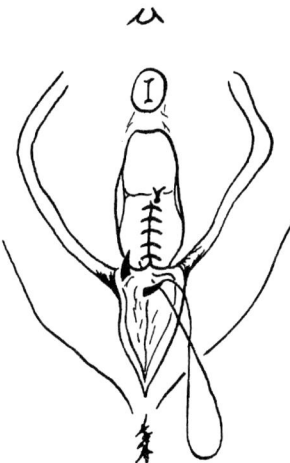

Abb. 24. *Tiefe Dammnaht.* Erste Schlinge am Übergang von Hymenalsaum zur Introitushaut. Centrum tendineum und M. bulbospongio-
sus mit fortlaufender überwendlicher Naht adaptieren. **Genaue Adaptation der Wundränder!**

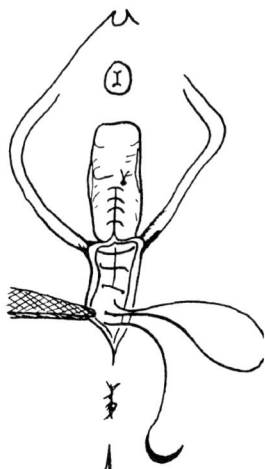

Abb. 25. *Fortlaufende tiefe Dammnaht.* Zur besseren Adaptation **seitlich möglichst viel Gewebe fassen und flach unter der Haut ausstechen**

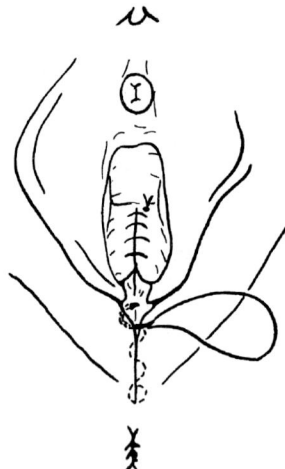

Abb. 26. *Intracutannaht* bis zum Hymenalsaum (entweder mit demselben Faden zurück oder Versenken des Fadens der tiefen Dammnaht und separate Intracutannaht)

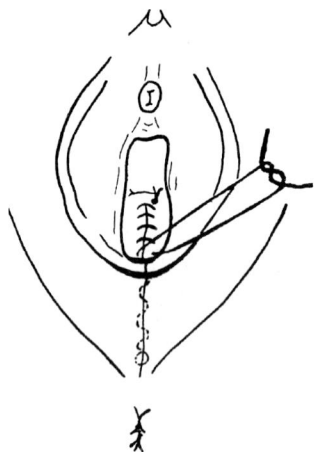

Abb. 27. *Abschluß der Hautnaht.* **Knoten stets hinter den Hymenalsaum legen**, möglichst weit innen. Falls mit einem Faden genäht wurde, erhält man insgesamt nur zwei Knoten.

Dammrisse

Zerreißung von Scheide und Damm

Häufigkeit

Bei 20 - 25 % aller Geburten ohne Episiotomie

Einteilung

I. Grades: Riß der Scheidenhaut mit oberflächlichem Riß des Dammes bis höchstens Damm-Mitte

II. Grades: Der Riß des Dammes geht bis an den Musculus sphincter ani externus heran.

III. Grades: Der Musculus sphincter ani externus ist mit durchgerissen, die Rectum-Schleimhaut kann mitbeteiligt sein (auch als Dammriß IV. Grades bezeichnet).

Diagnostik

Durch **Inspektion**.
Eine eventuelle Beteiligung des M. sphincter ani externus kann durch die rektale Untersuchung oft besser diagnostiziert werden.

Vorbereitung

s. Kap. EPISIOTOMIE Seite 145

Therapie

Dammrisse I. und II. Grades

s. Kap. EPISIOTOMIE Seite 145

Da hier keine glatten Durchschneidungen, sondern Zerreißungen vorliegen, ist die anatomische Zuordnung der Strukturen häufig erschwert. Der Hymenalsaum und der Übergang von Vaginalhaut zu Dammhaut dienen als Anhaltspunkte beim symmetrischen Zuordnen der Strukturen.

Dammrisse III. und IV. Grades

Nahtmaterial: Abreißnadel, atraumatisch Vicryl 4-0, SH-1 Nadel (rund)
Instrumentarium: Allis-Klemmen, feiner Nadelhalter, feine atraumatische Pinzette

Nachbehandlung

- Bei ausgedehnter Weichteilverletzung Eisblase auflegen

- Paraffin (Obstinol) 1 Eßl./abends

- Patientin über evtl. auftretende Komplikationen (Inkontinenz, Fistelbildung) und die damit verbundenen Symptome informieren!

➡ **Der Geburtshelfer muß bei Auftreten von Komplikationen die gesamte Nachbehandlung überwachen, bis die Patientin beschwerdefrei ist!**

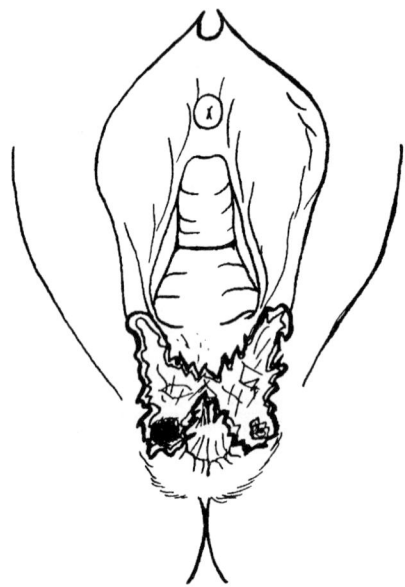

Abb. 28. *Situs bei Zustand nach Dammriß IV Grades.* Beteiligung der Rectumschleimhaut und ungleichmäßig durchgerissene Enden des M. sphincter ani externus

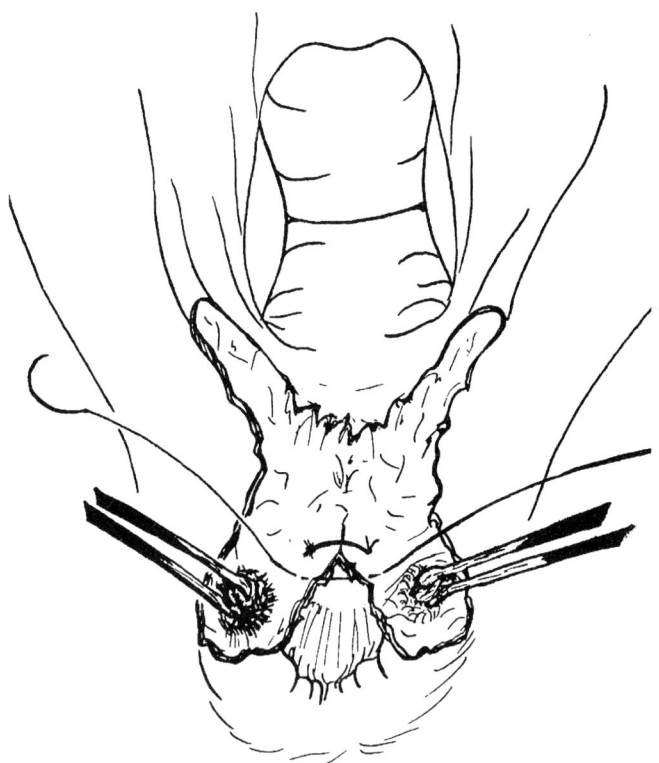

Abb. 29. *Naht des Rectums.* Am Anfang der chirurgischen Versorgung
steht immer die **Identifikation der beiden durchgerissenen Enden des
Musculus sphincter ani externus.** Dies ist unabdingbare Voraussetzung für eine exakte Naht. Die Sphincterenden werden direkt unter der
Dammhaut aufgesucht und jeweils mit einer Allis-Klemme hervorge-
zogen. Beim DR IV wird anschließend die Rectumwand allseitig ver-
sorgt. Dabei werden perirectales Bindegewebe, Muscularis und Submu-
cosa **unter Aussparung der Mucosa** gefaßt.

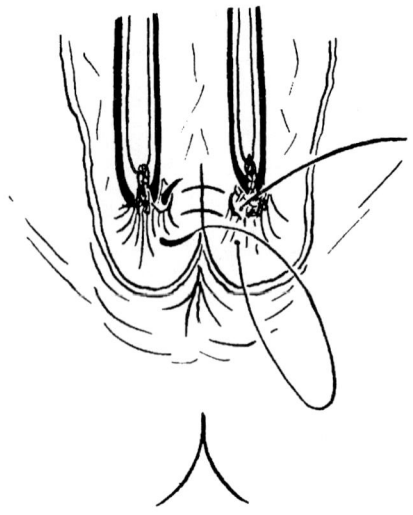

Abb. 30. *Adaptation des M. sphincter ani externus.* Die Sphincternaht erfolgt indirekt, indem das **Perimysium** circulär durch Einzelknopfnähte **adaptiert** wird. Hierbei wird mit der Hinterwand begonnen.

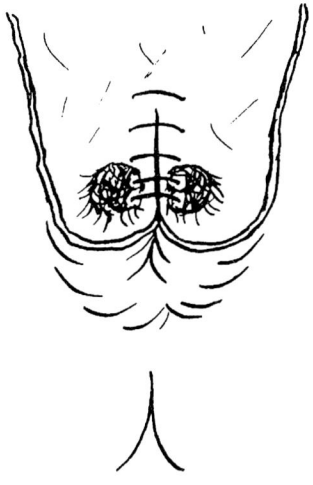

Abb. 31. *Adaptation des M. sphincter ani externus.* Die Nähte durch den hinteren Anteil sind bereits geknüpft. **Durch die Muskelfasern** selbst sollte möglichst **keine Naht** gelegt werden. Bereitet die Identifizierung des Perimysiums auf Grund starker Gewebstraumatisierung Schwierigkeiten, können in Ausnahmefällen die Sphincterenden tief durchstochen und mittels U-Nähten adaptiert werden.

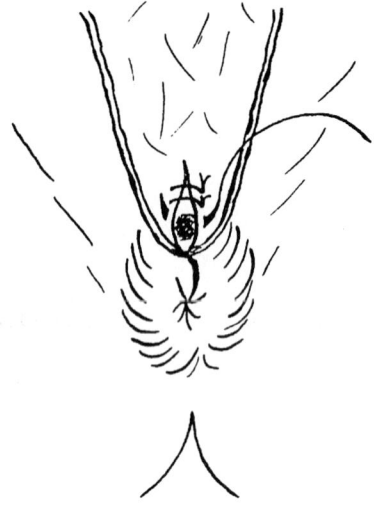

Abb. 32. *Adaptation des M. sphincter ani externus.* Nach Naht der hinteren, oberen und unteren Anteile des Perimysiums wird **zuletzt die Vorderwand** adaptiert. Durch rektale Untersuchung nochmals den Sphinctertonus überprüfen

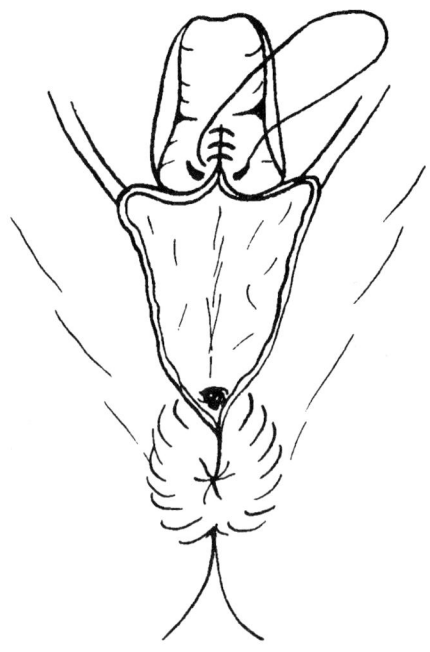

Abb. 33. *Scheidennaht.* Die weitere Naht der Vaginalhaut, der Damm-
Muskulatur und der Dammhaut erfolgt wie bei der medianen Episiotomie (s. Kap. EPISIOTOMIE Seite 145).

Forceps

Indikationen
Mutter

- Erschöpfung

- beginnendes AIS

- mütterliche Erkrankungen, bei denen das Pressen vermieden werden soll (z.B. hämodynamisch wirksame Herzerkrankung, Z.n. Netzhautablösung)

Kind

- fetale Acidose

- Geburtsstillstand

- akute und terminale Bradykardie

➡ **Bei terminaler Bradykardie und zangengerecht stehendem Kopf: keine Partusisten-Gabe, sondern sofort Forceps durchführen!**

Vorbedingungen
Mutter

① Muttermund muß vollständig eröffnet sein.

② keine grob pathologischen Beckenmaße

③ ausreichende Analgesie: PDA, Pudendus oder ITN

④ Fruchtblase muß gesprungen sein

➡ **Im Notfall kann die Zange auch ohne jede Analgesie durchgeführt werden**

Kind

① Der Kopf muß zangengerecht stehen
(d.h. für Anfänger: ausrotiert im Beckenausgang,
für Fortgeschrittene: nicht höher als Beckenmitte).

② Das Kind muß leben.

Zusätzlich

① Die mütterliche Harnblase muß entleert sein.

② Der Absaugapparat muß mit einem Absaugkatheter passender Größe versehen und auf Funktion überprüft sein (häufig grünes Fruchtwasser).

③ Die Zangengröße muß der Kopfgröße angepaßt sein

CAVE: Gefahr der Mekoniumaspiration !

Vorbereitung

- Auch wenn Eile geboten ist, die Eltern bzw. die Mutter über die Notwendigkeit der Zangenentbindung informieren und zum wehensynchronen Mitpressen auffordern!

- Querbett

- Desinfektion des äußeren Genitales

- Wahl der Zange:

  - Höhenstand des VT Beckenmitte oder
    Kopf noch nicht ausrotiert: **Kjelland-** Modell (Gleitschloß; keine Beckenkrümmung)

  - Höhenstand des VT tiefer als Beckenmitte und Kopf ausrotiert: neben dem *Kjelland-* Modell können **Nägele-** Modell (festes Schloß; Kopf- und Beckenkrümmung) oder

  - **Simpson-** Modell (festes Schloß; Kopf- und Beckenkrümmung) verwandt werden.

Durchführung

1. Hinhalten der Zange

- in gleicher Richtung, in der die Zange angelegt werden soll, mit dem Schloß nach oben

2. Fassen der Löffel ("Pencil-Griff")

- *linker* Löffel in die *linke* Hand **zwischen Daumen und Zeigefinger** nehmen; er wird mit der untersuchenden rechten Hand *links* in die Scheide eingeführt.

- *rechter* Löffel in die *rechte* Hand; er wird mit der untersuchenden linken Hand *rechts* in die Scheide eingeführt.

- Beim Einführen das Blatt **mit der inneren Hand** vorsichtig und **ohne Kraftaufwand** um die Rundung des kindlichen Kopfes gleiten lassen. Dabei wandert der in der äußeren Hand liegende Griff von vorne nach hinten.

3. Schließen der Zange

- falls Schließen nicht möglich, mit zarten "brotbrechenden" Bewegungen die Branchen einander nähern

4. Kontrolle auf etwaige Einklemmungen

- Scheidenwand, Muttermund (oft aus Platzmangel nicht durchführbar)

5. Probezug (nicht obligatorisch)

6. Episiotomie (Ausnahme: kleines Kind bei Mehrgebärenden)

- Die Episiotomie kann erfolgen, noch bevor an der Zange gezogen wird oder erst kurz vor Durchschneiden des Kopfes. Letzteres Vorgehen ist technisch einfacher, da der Damm angespannt wird, der Schnitt kann jedoch auch zu spät kommen und damit ein Dammriß verursacht werden.

- Üblicherweise mediolaterale Episiotomie

- Alternativ nach vorheriger Aufklärung der Mutter komplette Perineotomie

- In jedem Fall die Episiotomie von der hinteren Kommisur aus beginnen, d.h. **zwischen** den beiden Zangengriffen und **nicht oberhalb** des rechten Griffes schneiden. Dies ist oft schwierig, da beide Griffe auf den Damm gepreßt sind.

➥ Zangengriffe erst anheben und dann schneiden, sonst wird
aus einer mediolateralen eine laterale Episiotomie

7. Zug in Richtung der Griffe (Abb. 34)
- in der Wehe

- unter wehensynchronem Fundusdruck und Mitpressen

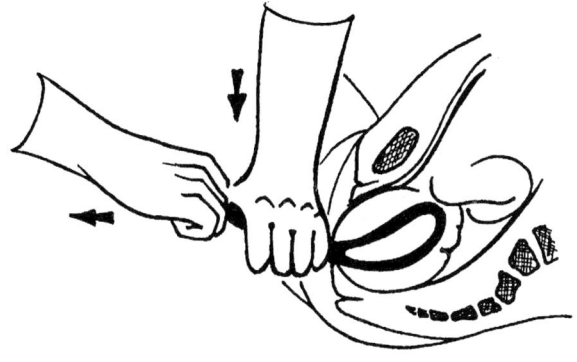

Abb. 34. *Manöver modifiziert nach Pajot.* Die rechte Hand zieht an den
Busch'schen Haken (Rechtshänder), die linke Hand umfaßt vor den
Busch'schen Haken die Löffel von oben. Die rechte Hand zieht in Rich-
tung der Griffe, die linke Hand bodenwärts. Die daraus resultierende
Kraft verläuft entlang der Führungsline des Geburtskanals.

8. Wenn die Leitstelle in der Vulva sichtbar wird
- Umgreifen
- Extraktion mit der linken Hand (für Rechtshänder)
- Dammschutz mit der rechten Hand (für Rechtshänder)
- Rotation um die Symphyse

9. Wenn der Kopf geboren ist
- Abnehmen der Löffel
- normale Entwicklung des Kindes

10. Obligatorisch nach Forceps-Entbindung
- Spiegeleinstellung zur Kontrolle auf Cervix- und Scheidenrisse
- Neugeborenes durch Pädiater untersuchen lassen

11. Nachbehandlung
- bei ausgedehnten Weichteilverletzungen (große Episiotomie; Scheidenriß): sofort nach der chirurgischen Versorgung Eisbeutel auflegen, evtl. zusätzlich zum Abschwellen Reparil Drgs. 3x2/d
- auf Harnverhalt achten, evtl. mehrmals Einmal-Katheterisieren
- bei Verletzung und Naht des M. sphincter ani externus Paraffin (Obstinol) 1 Eßlöffel abends

Forceps aus Beckenmitte

Die Beurteilung von Höhenstand und mütterlichem Becken ist subjektiv. Oft kann bei Geburtsstillstand in Beckenmitte keine sichere Voraussage über das Gelingen einer Forcepsentbindung gemacht werden.

Indikatoren für das Gelingen:

- Intervall für die MM-Dilatation von 7 auf 10 cm kürzer als 2 Stunden

- Keine oder nur kleine Geburtsgeschwulst

- Bei Fundusdruck in der Wehe Tiefertreten des VT (Müller-Hillis-Manöver)

Daher bei evtl. zu erwartenden Schwierigkeiten den sicheren Weg eines *trial forceps* gehen, der für Mutter und Kind **kein erhöhtes** Risiko darstellt.

➥ Wenn über den Erfolg der Zangenentbindung Unsicherheit besteht: Durchführung im OP in Sectiobereitschaft *(trial forceps)*

Die Kunst des *trial forceps* besteht darin, den Punkt rechtzeitig zu erkennen, an dem zu viel Kraft angewandt werden muß, um das Kind vaginal zu entbinden. Hier rechtzeitig abbrechen und auf die Sectio umsteigen, bevor bei Mutter oder Kind Verletzungen verursacht werden.

Vakuumextraktion

Indikationen

Vergleich zur Forceps- Entbindung:
Vorteile

- einfacheres Anlegen bei nicht ausrotiertem VT und bei Geburtsgeschwulst, wenn die Pfeilnaht nicht mehr zu tasten ist

- keine Umfangszunahme des VT, da die Glocke auf dem VT und nicht seitlich am VT liegt

- kein Kontakt mit mütterlichen Weichteilen und damit auch ohne Analgesie durchführbar

- Kraftaufwand selbstlimitierend: bei zu starkem Zug reißt die Glocke ab

- kann am hochstehenden VT (Beckeneingang) angesetzt werden

Nachteile

- zeitliche Verzögerung von ca. 3 Minuten durch Sogaufbau

- es kann nur mit einem begrenzten Kraftaufwand gezogen werden; dies ist in bestimmten Fällen zu wenig

Indikation für Vakuum

- Fehlen einer Analgesie

- zusätzliche Drehung des VT notwendig

- VT in Beckeneingang und schwer mit der Zange zu erreichen (z.B. drohende fetale intrauterine Asphyxie bei hohem Kopf und Mehrgebärender oder 2. Zwilling)

- Methode der Wahl für Anfänger oder wenig Geübte (ungefährlicher und technisch einfacher)

Kein Vakuum bei Frühgeborenen.
Gefahr der Hirnblutung!

Vorbedingungen

s. Kap. FORCEPS Seite 158

| **Harnblase entleeren, Absauggerät überprüfen** |

Vorbereitung

- Auch wenn Eile geboten ist, Eltern bzw. Mutter über die Notwendigkeit der Vakuumextraktion informieren und zum Mitpressen auffordern

- Querbett

- Desinfektion des äußeren Genitales

- Bereitstellung von Saugglocke, Schlauch und Vakuumflasche mit Pumpe

- Auswahl der Saugglocke:

  - bei Erstgebärender:
    normal großer kindlicher Kopf: Größe 5
    kleiner kindliche Kopf: Größe 4

  - bei Mehrgebärender:
    normal großer kindlicher Kopf: Größe 6
    kleiner kindlicher Kopf: Größe 5

➡ **Je größer die Saugglocke, um so geringer die Gefahr des Abreißens!**

Durchführung

1. **Anlegen** der Saugglocke auf Leitstelle

2. **Kontrolle** auf Einklemmung (Scheide, Muttermund)

3. **Sogaufbau** über 2-3 min bis 0,8 kg/cm^2 (0,3 kg/cm^2·min).

Verkürzung des Sogaufbaus führt zu häufigerem Abreißen!

---

4. Gegebenenfalls **Episiotomie**

5. **Zug** in Führungslinie zunächst nach hinten, bei Sichtbarwerden der Leitstelle langsam nach vorne

   - in der Wehe
   - unter wehensynchronem Fundusdruck und Mitpressen

➡ **Reißt das regelrecht angelegte Vakuum ab, kein 2. Vakuumversuch!**
   Umsteigen auf Forceps oder Sectio.

6. Nach Entwicklung des Kopfes **Vakuum langsam entlüften** (Vermeiden von starken Druckschwankungen am kindlichen Kopf) und Saugglocke abnehmen

Spiegeleinstellung

Indikationen

- bei jeder vaginalen Blutung antepartal und postpartal

- nach jeder vaginalen operativen Entbindung

Mögliche Blutungsursachen

Antepartal

- Portioerosionen
- Placenta praevia
- Blutung aus dem Randbereich der Placenta
- vorzeitige Placentalösung
- Varizenblutungen
- Muttermundspolyp
- Cervixkarzinom

Postpartal

- Cervixriß
- Scheidenriß
- atonische Nachblutung
- Uterusruptur (z.B. bei Z. n. Sectio)
- unvollständige Placenta

Durchführung

- Eltern bzw. der Mutter die Notwendigkeit des Eingriffes darstellen.

- Desinfektion des äußeren Genitales

Antepartal

Mit geteilten Specula, Patientin in Steinschnittlage (beachte: Vena-cava-Syndrom)

Antepartal nur wenig Manipulation am Muttermund, erhöhte Blutungsgefahr!

Postpartal

Einstellen des Muttermunds mit breiten geteilten Bummschen Specula und Revision des Muttermunds zirkulär unter Vorziehen durch Fensterklemmen. Der Muttermund soll nicht nur außen, sondern **auch innen** auf evtl. Risse inspiziert werden (hoher Cervixriß bei intaktem äußerem Muttermund). Bei Naht eines Cervix- oder Scheidenrisses erste Naht 1 cm oberhalb des oberen Wundwinkels, um retrahierte Gefäße mitzuerfassen.

Ein kleiner, nicht blutender Cervixriß wird nicht genäht!

Ist der obere Wundwinkel nicht darstellbar *oder*
reicht der Riß ins Parametrium hinein *oder*
steht die Blutung nicht:
Laparotomie!

Nachtastung

Indikationen

- Zustand nach Sectio

- sicherer Placentadefekt bei mehr als 1 cm^2 Größe

- Verdacht auf retinierte Nebenplacenta

Vorbereitung

- Eltern bzw. Mutter über die Notwendigkeit des Eingriffes und bei Verzicht auf Analgesie, über den Ablauf der Nachtastung informieren

- steriles Tuch auf den Bauch für die äußere Hand

- Desinfektion des äußeren Genitales

- Katheterisieren der Harnblase

- langer Handschuh für die innere Hand

Durchführung

Die **äußere Hand** faßt den Fundus uteri und drückt den Uterus ins kleine Becken.

Die **innere Hand** geht in das Uteruscavum ein (bei großer Hand genügt das Eingehen mit Zeige- und Mittelfinger).

Unter **ständigem Gegenhalten mit der äußeren Hand** "kürettiert" die innere Hand Decidua- und Placentareste von der Uteruswandung ab bzw. palpiert die Sectionarbe auf Stufenbildung oder Dehiszenz.

> **CAVE: Gefahr der Parametriumverletzung durch forciertes Hochschieben der inneren Hand!**

Postoperativ Gabe von 20 IE Syntocinon in 500 ml Ringer-Lactat über 6 Stunden

Die Nachtastung *kann* häufig ohne Narkose erfolgen, sollte jedoch möglichst rasch durchgeführt werden. Falls eine Betäubung notwendig ist kommt wegen der Gefahr der Magensaftaspiration (Mendelson-Syndrom) nur eine Intubationsnarkose in Frage.

Konsequenzen

Zustand nach Sectio

Bei fraglicher oder sicherer Dehiszenz der Sectionarbe ohne stärkere Blutung (s. Kap. UTERUSRUPTUR Seite 216):

- konservatives Vorgehen

  - Kontraktionsmittel: 20 IE Syntocinon in 500 ml Ringer-Lactat über 6 Stunden

  - Hk- und Kreislaufkontrolle

  - Sonographie: Identifikation und Ausdehnung des Begleithämatoms

  - evtl. prophylaktische Antibiotikagabe über 24 h

Bei starker Blutung und Größenzunahme des Hämatoms:

- Laparotomie

Placentadefekt

Falls kein placentares Material bei sicher diagnostiziertem Placentadefekt gefunden wurde:

- Nachcürettage

Manuelle Placentalösung

Indikationen

- Retention der Placenta

Prophylaxe

Frühzeitiges Brandt-Andrews-Manöver (s. Abb. 35 und 36)

Vorbereitung

s. Kap. NACHTASTUNG Seite 169

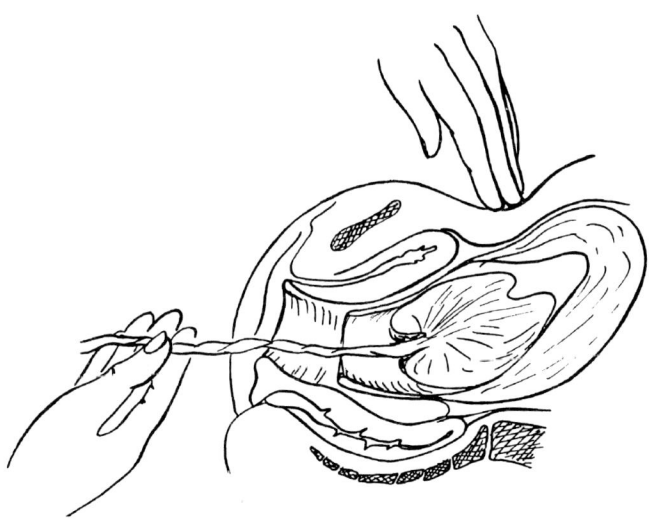

Abb. 35. Brandt-Andrews-Manöver, Phase 1. Der Uterus wird mit einer Hand durch Druck über der Symphyse in die Beckenführungslinie gebracht, wobei die andere Hand mit mäßiger Kraft an der Nabelschnur zieht.

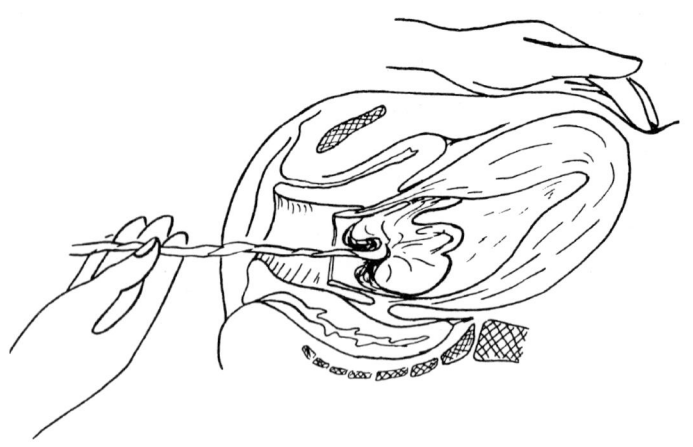

Abb. 36. Brandt-Andrews-Manöver, Phase 2. Eine Hand gleitet an der Uterusvorderwand entlang, unter leichtem Fundusdruck wird mit der anderen Hand weiter an der Nabelschnur gezogen und die Placenta gewonnen.

Durchführung

Bei Nichtgelingen des Brandt-Andrews-Manövers oder Placentaverhaltung von mehr als 30 min:

Die **äußere Hand** umfaßt den Fundus uteri und drückt den Uterus ins kleine Becken gegen die innere Hand.

Mit der **inneren Hand** geht man in das Uteruscavum ein und versucht, die Placentahaftfläche von der Decidua abzuschälen.

Dies gelingt häufig nicht. Es bleibt dann nur die Möglichkeit, ein Randstück der Placenta von der fetalen Seite her zu fassen und von der Haftfläche abzureißen. Anschließend kann dann leicht zwischen die Kontaktfläche eingegangen werden.

Die manuelle Lösung sollte in PDA oder gegebenenfalls in Intubationsnarkose erfolgen. Nur in Ausnahmefällen (Narkoserisiko) ist ein Versuch ohne Narkose gerechtfertigt.

Postoperativ Gabe von 20 IE Syntocinon in 500 ml Ringer-Lactatlösung über 6 h

Keine prophylaktische Antibiotikagabe notwendig

Konsequenzen

Falls Unsicherheit über das vollständige Entfernen der Placenta besteht: großzügige Indikation zur Nachcürettage (s. Kap. NACHCÜRETTAGE Seite 174).

Nachcürettage

Indikationen

- Placentareste von weniger als 1 cm^2 Oberfläche

- Placenta adhaerens

- Placenta accreta oder increta (Nachcürettage nur versuchsweise, führt häufig nicht zum Erfolg)

Vorbereitung

- Eltern bzw. Mutter über die Notwendigkeit und den technischen Ablauf des Eingriffes aufklären

- Desinfektion des äußeren Genitales

- Steriles Tuch auf den Bauch für die äußere Hand

- Bummsche Cürette

- ggf. 2 Fensterklemmen und 2 große Bummsche Spiegel

Durchführung

➥ BEACHTE: Für die Nachcürettage ist normalerweise keine Narkose erforderlich! Ausnahme: Placenta accreta oder increta
Falls eine Episiotomie oder ein Dammriß vorliegen, lediglich Infiltrationsanästhesie vor Beginn der Nachcürettage!

Umfassen des Fundus uteri mit **äußerer Hand** und Herunterdrücken der Cervix bis in den Introitus.

Durch einen Assistenten wird mittels 3 Fingern oder des Bummschen Spiegels der Damm nach hinten gedrückt, so daß die Cervix bzw. vordere MM-Lippe sichtbar wird.

Eingehen mit der Cürette und systematisches Abradieren des Cavums unter kontinuierlichem Festhalten des Uterus mit der äußeren Hand.

➥ **Die äußere Hand muß die Cürettenbewegungen im Fundus fühlen können.**

Vorder- und Hinterwand des Uteruscavums können **ohne Drehen** der Cürette abradiert werden. Die Cürette verbleibt beim Abradieren im Cavum und wird am Schluß, d.h. einmalig, durch den CK gezogen, um das gewonnene Material zu entfernen.

Kann die Cervix nicht eingesehen werden, wird die vordere MM-Lippe mit Fensterklemmen angehakt. Dies ist jedoch nur selten notwendig und sollte bei schmerz-empfindlichen Patientinnen unter Narkose bzw. PDA erfolgen.

Postoperativ Gabe von 20 IE Syntocinon in 500 ml Ringer-Lactatlösung über 6 Stunden.

Konsequenzen

Falls das placentare Material nicht komplett entfernt werden kann (**bei Placenta accreta oder increta**):

- Versuch der konservativen Blutstillung mit
  - Eisblase
  - höherer Oxytocingabe
  - Prostaglandingabe
  - Halten des Uterus (s. Kap. ATONISCHE NACHBLUTUNG Seite 213)
- Falls erfolglos: Hysterektomie

2.3. Abdominale Eingriffe

Primäre Sectio

Abdominale Schnittentbindung vor Beginn einer cervixwirksamen Wehentätigkeit oder vor Blasensprung

Indikationen

Kindlich

- Beckenendlage bei Primipara
- fetale Mißbildungen, die eine schonende Entbindung notwendig machen
- schwere peripartale Herpesinfektion
- schwere Rh-Erythroblastose
- drohende fetale intrauterine Asphyxie (pathologischer OBT)

Mütterlich

- Rupturgefahr bei Z.n. Uterusoperationen (Sectiones, Myomenucleation)
- drohender oder vorhergehender eklamptischer Anfall
- schwere mütterliche Erkrankung (kardial, pulmonal) mit Risiko für vaginale Entbindung

Kindlich und mütterlich

- Querlage, Schräglage
- Placenta praevia totalis und partialis
- absolutes Mißverhältnis
- vorzeitige Placentalösung
- schwere Placentainsuffizienz mit schwerer fetaler Wachtumsretardierung

Vorgehen

- Anästhesievorstellung (bevorzugt PDA)
- Ordination
- Aufklärung der Eltern bzw. der Mutter über Vorgehen und Risiken
- ggf. Aufnahme am Vorabend der OP (nüchtern ab 22 h)
- Vorbereitung (Einlauf, Rasur)
- Aufnahme-CTG, Lagekontrolle des Feten
- Legen der PDA unter CTG-Kontrolle
- Blasenkatheter
- Pädiater bei fetalen Mißbildungen verständigen
- Linksseitenlagerung (Prophylaxe von V. cava-Syndrom)

Komplikationen

Intraoperativ

- Verletzung von Nachbarorganen
- Blutung
- Narkosezwischenfall
- Fruchtwasserembolie
- Verletzung des Partiturus (Schnittverletzung mit dem Skalpell bei der Uterotomie, Hämatome bei schwieriger Entwicklung)

Postoperativ

- Endomyometritis
- Nachblutung
- Thrombose mit evtl. Embolie
- Harnwegsinfekt
- Temperaturanstieg
- Wundheilungsstörung

Sekundäre Sectio

Abdominale Schnittentbindung bei mütterlicher oder kindlicher Gefährdung sub partu

Einteilung

NICHT EILIGE SECTIO
EILSECTIO
NOTSECT IO

➽ Diese 3 Begriffe müssen voneinander unterschieden und bei der Kommunikation zwischen allen Beteiligten verwandt werden!
Nur so ist gewährleistet, daß Mißverständnisse bzw. Zeitverluste vermieden werden!

Nicht eilige Sectio

Zwischen Entscheidung zur Sectio und Geburt des Kindes sollten nicht mehr als 30 min verstreichen (in Ausnahmefällen bis zu 60 min).

BEI FOLGENDEN INDIKATIONEN:

- Geburtsstillstand in der Eröffnungsperiode ohne mütterliche oder kindliche Gefährdung
- beginnendes Amnioninfektionssyndrom ohne pathologisches CTG
- unhemmbare Wehentätigkeit bei Frühgeburt und Lageanomalie oder Blasensprung
- Lage- und Einstellungsanomalie (hoher Geradstand, Querlage, Schräglage, mentoposteriore Gesichtslage, nasoposteriore Stirnlage, hintere Scheitelbeineinstellung)

Eilsectio

Zwischen Entscheidung zur Sectio und Geburt des Kindes dürfen **nicht mehr als 15 min** verstreichen.

BEI FOLGENDEN INDIKATIONEN:

- pH 7,16-7,20 und stabiles CTG unter Partusisten Gabe
- pathologisches CTG und unreifer Befund (MBU nicht möglich)
- Amnioninfektionssyndrom mit persistierender fetaler Tachykardie
- Eklampsie (nach Durchbrechung des eklamptischen Anfalls)

Notsectio

Zwischen Entscheidung zur Sectio und Geburt des Kindes dürfen nur **wenige Minuten** verstreichen.

BEI FOLGENDEN INDIKATIONEN:

- pH < 7,10: obligat
- pH 7,10-7,15 und pathologisches CTG
- pH 7,16-7,20 und Partusisten-refraktäres pathologisches CTG

Unabhängig von CTG und MBU Notsectio bei Vorliegen folgender geburtshilflicher Notsituationen:

- Nabelschnurvorfall
- schwere vorzeitige Placentalösung
- schwere vaginale Blutung bei Placenta praevia
- *failed forceps* mit pathologischem CTG
- starke vaginale Blutung (Placentalösung, Uterusruptur)

Vorbereitung und Durchführung

Nicht eilige Sectio und Eilsectio

- Anästhesist informieren
- OP-Team verständigen
- Pädiater rufen (bei Gefährdung des Fetus)
- auch bei gebotener Eile Eltern bzw. Mutter über die Notwendigkeit des Eingriffes informieren
- Rasur, Urinkatheter, Transport in OP
- Dauer- CTG
  bei liegender Kopfschwartenelektrode: bis kurz vor Entwicklung des Kindes (vorher die Elektode von vaginal entfernen)
  bei externer Ableitung: bis zur Desinfektion des Operationsfeldes
- bei Lageanomalie und Frühgeburt
  Tokolyse vor Entwicklung des Kindes:
  1/2 Partusisten Notfallspritze (entspr. 0,0125 mg) bei Eröffnung der Fascie als *single shot*

Notsectio

- sofortige Information von
  - 1. Anästhesisten
  - 2. OP-Schwester
  - 3. Operateuren
  - 4. Pädiater

➡ **Obige Reihenfolge einhalten!**

- sofortiger Transport der Kreißenden in den OP mit Umlagerung auf den OP-Tisch bzw. Sectio im Kreißbett (bei blockierten OP's oder höchster Eile)

Keine Rasur, keine Einlage eines Dauerkatheters!

- Umlagerung der Kreißenden auf den OP-Tisch

- **Schnelldesinfektion** der Bauchdecke und Abdecken mit sterilem Schlitztuch

- Operateure und OP-Schwester desinfizieren nur einmal kurz die Hände. OP-Kittel und -Handschuhe werden von OP-Helferin oder Hebamme geöffnet und Operateuren und OP-Schwester angezogen.

- Der Operateur erhält ein **Skalpell,** der Assistent eine chirurgische **Pinzette.** Bis zur Entwicklung des Neugeborenen sind dies die **einzigen Instrumente!**

Operationstechnik

Sobald die Patientin von der Anästhesie zur Sectio freigegeben wird:

Typischer Pfannenstielquerschnitt und Eröffnen der Rectusfascie beidseits der Mittellinie auf eine Distanz von ca. 1,5 cm

Digitale Unterfahrung der Rectusfascie und stumpfes Spalten nach lateral beidseits (evtl. mit dem Skalpell nachhelfen)

Digitale Unterfahrung der Rectusfascie nach unten zur Symphyse hin und Abpräparieren des Musculus pyramidalis mit dem Skalpell

Identisches Vorgehen nach oben

Stumpfes digitales Auseinanderdrängen der Rectusmuskulatur

Die Blase wird stumpf von der Hinterwand des Musculus pyramidalis mit den Fingern abgedrängt und die Muskelbäuche des M. pyramidalis werden bis zur Symphyse hin mit dem Skalpell gespalten.

Anheben des Peritoneums mit der chirurgischen Pinzette und Eröffnung des Peritoneums mit dem Skalpell. Digitale Erweiterung der Inzision. Die Bauchdecke wird von beiden Operateuren mit der linken Hand zurückgehalten.

Inzision des Blasenperitoneums und stumpfes Abschieben der Blase

Transcervikale Uterotomie durch Stichinzision und digitale Erweiterung der Uterotomie nach lateral

Entwicklung des Partiturus mit sofortiger Absaugung. Weiteres
Procedere wie bei regulärer Sectio

> **Intraoperativ einmalige Antibiotika-Gabe.**
> **Eine subfasciale Redondrainage ist obligat.**

Komplikationen
der sekundären Sectio

- erhöhte Infektionsrate (5-10 fach höher als bei vaginaler
  Entbindung)
- Sekundärheilung
- Harnwegsinfekt
- Endomyometritis
- Verletzung des Kindes

Geburtsmodus nach vorausgegangener Schnittentbindung

Der *Geburtsmodus bei vorausgegangener Schnittentbindung* wird kontrovers diskutiert. Der Trend geht jedoch in Richtung *"trial of labor"*, wobei allerdings die Indikation für die vorausgegangene Sectio (z.B. Amnioninfektionssyndrom, Uterusruptur) und evtl. Komplikationen bei der Wundheilung mit ins Kalkül gezogen werden müssen. Das Hauptrisiko besteht in der *Uterusruptur* (s. Kap. UTERUSRUPTUR Seite 216).

Die PDA kann den Schmerz einer Ruptur maskieren, doch anhand der Dauer-CTG-Überwachung sind Folgen für den Fetus rechtzeitig erkennbar (Inzidenz 1,5%). Allerdings verlaufen ca. 50% aller Uterusrupturen auch ohne Regionalanästhesie stumm.

Symphysiotomie

Durchtrennen der Symphyse zur Erweiterung sämtlicher Durchtrittse-
benen

Indikationen

- Entwicklung des nicht nachfolgenden Kopfes bei der
  Beckenendlage (s. Kap. BECKENENDLAGE Seite 123)
- Entwicklung der Schulter bei Schulterdystokie
  (s. Kap. SCHULTERDYSTOKIE Seite 200)

Vorbedingungen

Alle anderen gängigen Manöver für die Entwicklung des nachfolgenden Kopfes bzw. der auf der Symphyse aufsitzenden Schulter haben
nicht zum gewünschten Erfolg geführt und der Partiturus ist extrem
gefährdet.

➡ **Die Symphysiotomie wird jeweils nur als Mittel der letzten
   Wahl eingesetzt!**

Vorbereitung

- Trotz der gebotenen Eile die Mutter über die Notwendigkeit
  des Vorgehens informieren
- Legen eines Blasenkatheters (möglichst Dauerkatheter)
- Analgesie: falls keine PDA liegt oder ITN nicht möglich
  genügt Lokalanästhesie (ca. 10 ml Meaverin 1% s.c.)

Durchführung

Eingehen mit der linken Hand in die Scheide (bei Rechtshändern). Die
Urethra wird zur Seite geschoben (Abb. 37), so daß der Mittelfinger
direkt hinter der Symphyse liegt. Mit dem Skalpell (rechte Hand)
Stichinzision in mittlerer Höhe der Symphyse. Durchtrennen des
Symphysenknorpels von oben nach unten, ohne daß die Skalpellspitze
die Vaginalwand oder Urethra verletzt (Kontrolle durch linken
Mittelfinger).

➡ **Beachte: Das Lig. subpubicum wird nicht durchtrennt.**

Während der Symphysiotomie werden beide Beine der Kreißenden durch Hilfspersonen festgehalten, um ein zu starkes Auseinanderklaffen des Symphysenspaltes zu vermeiden. Der Symphysenspalt sollte ca. 2 cm auseinanderweichen (Kontrolle durch linken Mittelfinger). Danach Entwicklung des kindlichen Kopfes nach Veit-Smellie.

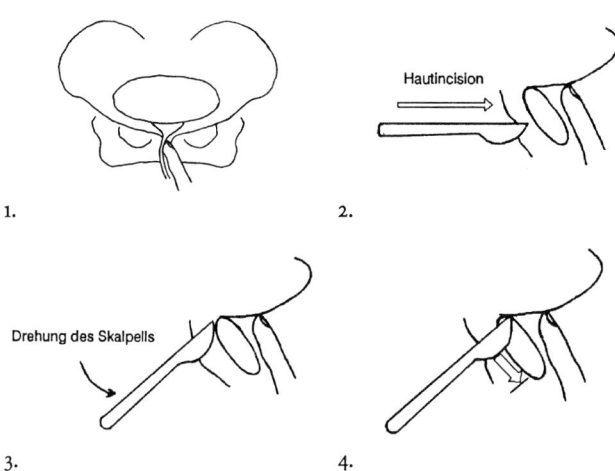

Abb. 37. Symphysiotomie, schematische Darstellung

Komplikationen

- Verletzung der Urethra
- Wundinfektion
- Beckeninstabilität

Nachbehandlung

- Bettruhe für 10 Tage, dann langsame Mobilisation
- keine spezielle Lagerung notwendig
- während der Immobilisierung *Low-dose-Heparinisierung*

3. Notfälle

Vorzeitige Placentalösung

Definition

Ablösung der normal lokalisierten Placenta prä- oder subpartal

Man unterscheidet nach **Schweregrad** der Lösung:

- leichte vorzeitige Lösung: weniger als 1/3 der Placentahaftfläche

- mittelschwere vorzeitige Lösung: zwischen 1/3 und 2/3 der Placentahaftfläche

- schwere vorzeitige Lösung: mehr als 2/3 der Placentahaftfläche

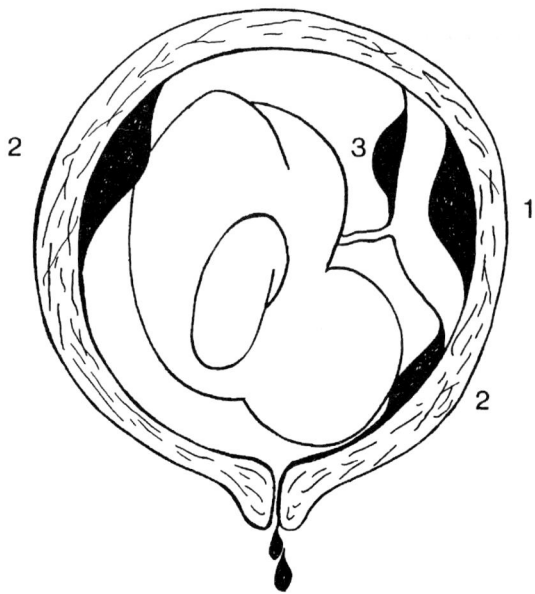

Abb. 38. Topographie der verschiedenen Formen von Placentalösung

Man unterscheidet nach **Lokalisation** der Lösung (Abb. 38):

① retroplacentares Hämatom: Lösung der placentaren Haftfläche mit Ausbildung eines Hämatoms
zwischen Placenta und Myometrium (Häufigkeit: 16% aller intrauterinen Hämatome in der SS)

② subchoriales Hämatom: Lösung der placentaren Haftfläche
und Abfließen des Hämatoms zwischen Eihaut und Myometrium (Häufigkeit: 80%)

③ praeplacentares Hämatom: Lösung der placentaren Haftfläche
und Ausbreiten des Hämatoms zwischen Amnion und Cho-
rionplatte (Häufigkeit: 4%)

Ätiologie

- Verminderte Haftung durch Gefäßveränderungen bei
  Präeklampsie, Hypertonie und Nikotinabusus

- Inneres Trauma
  - Zug an der Nabelschnur bei kurzer Nabelschnur oder Na-
    belschnurumschlingung
  - abrupte Entleerung des Uterus nach Blasensprung bei Hy-
    dramnion oder nach Geburt des 1. Zwillings

- Äußeres Trauma (Verkehrsunfall, Wendung)

- Risikofaktoren
  - Multiparität
  - Präeklampsie
  - vorzeitige Placentalösung in der Anamnese

Symptomatik
  - Vaginale Blutung

CAVE: Bei zentraler Lösung keine Blutung nach außen!

Weitere Symptome, abhängig vom Schweregrad der Lösung:

- Leichte vorzeitige Placentalösung:
  - meist symptomlos, evtl. geringe vaginale Blutung

- Mittelschwere vorzeitige Placentalösung:
  - stechender Dauerschmerz
  - brettharter Uterus *(utérus en bois)*
  - hämorrhagischer Schock
  - pathologisches CTG

- Schwere vorzeitige Placentalösung:
  - wie bei mittelschwerer Lösung, jedoch IUFT bereits wenige Minuten nach dem Ereignis

Diagnostik

Die *sonographische Beurteilung* der Placenta, ihrer Haftfläche und des subchorialen Raumes hat den höchsten Stellenwert in der Diagnosestellung. Trotzdem wird ein beachtlicher Anteil der Placentalösungen nicht erkannt.

Der Hauptanteil der placentaren Lösungen ist subchorial (80%), nur 16% sind retroplacentar und 4% praeplacentar. Daraus folgt, daß die sonographische Suche nach einem Hämatom zwischen Placenta und Myometrium häufig erfolglos bleiben muß.

➡ **Auch das subchoriale Hämatom muß nicht direkt an den Placentarand angrenzen!**
13% der subchorialen Hämatome liegen an der Myometriumoberfläche gegenüber der Placenta!

Je nach Alter des Hämatoms kann man sonographisch verschiedene Homogenitätsmerkmale unterscheiden:

- frisches Hämatom: hyper- bis isoechogen im Vergleich zur Placenta

- ca. 7 Tage altes Hämatom: hypoechogen im Vergleich zur Placenta

- ca. 14 Tage altes Hämatom: flüssigkeitsähnliche Struktur, d.h. vollkommen hypoechogen

Differentialdiagnostisch sind

- Placenta praevia
- Uterusruptur
- Eklampsie und
- akutes Abdomen

zu berücksichtigen.

Therapie

Leichte vorzeitige Lösung

- Vor 37. SSW: CTG-Dauerüberwachung und Induktion der Lungenreife. Nur nach Stabilisieren ist Abwarten gerechtfertigt, sonst Entbindung anstreben.

- Nach 37. Woche: Einleitung mit dem Versuch der vaginalen Entbindung

Mittelschwere vorzeitige Lösung

Hier stehen fetale **und** mütterliche Gefährdung im Vordergrund.

- Vor der 37. Woche ist nur bei unauffälligem CTG die Induktion der Lungenreife gerechtfertigt, nach Abschluß des 48-Stunden-Intervalls schnelle Entbindung.

- Nach 37. Woche: schnelle Entbindung anstreben.

Schwere vorzeitige Lösung

Hier steht nur das mütterliche Wohlbefinden im Vordergrund.

- Bei akut eingetretenem Ereignis und lebendem Kind
  unabhängig vom Schwangerschaftsalter:
  Eilsectio oder Notsectio.

- Bei intrauterinem Fruchttod:
  Hierbei liegt praktisch immer eine Gerinnungsstörung vor,
  deren Art von der Dauer der vorzeitigen Lösung und der
  Größe des Blutverlustes abhängt (s. Kap.
  GERINNUNGSSTÖRUNG Seite 219).

  - zunächst Stabilisierung von Kreislauf und Gerinnung mit
    Plasmaexpander, Human-Plasma und Erythrozytenkon-
    zentraten.

  - dann schnelle Entbindung

Placenta praevia

Man unterscheidet Placenta praevia

- totalis

- partialis

- marginalis und

- tiefen Sitz der Placenta

Gefahren

- für die Mutter:

  - Blutung

  - Infektion

  - Luftembolie

- für das Kind:

  - Hypoxie

  - Blutungsschock

Diagnostik

- Blutung in der Spätschwangerschaft, besonders bei regelwidrigen Kindslagen

---

CAVE: keine vaginale oder rectale digitale Untersuchung!

- Sonographische Lokalisation des Placentasitzes: bei vaginaler Sonographie ist die Plazenta weniger als 2 cm vom inneren Muttermund entfernt

- Blutgruppenbestimmung und Bereitstellung von Kreuzblut

- Bei unklarem sonographischen Befund Spiegeleinstellung zur Lokalisation der Blutung (Differentialdiagnose: Blutung aus Ektopie)

Therapie

Bei Placenta praevia totalis und partialis

- Prinzipiell stationäre Aufnahme ab der 30. SSW
- Bei schwacher Blutung und vor der 36. SSW:
    - i.-v. Tokolyse
    - Induktion der Lungenreife
    - eventuell Eisensubstitution bei Hb < 9 g %
- Bei schwacher Blutung jenseits der 37. Woche:
    - geplante primäre Sectio
- Bei starker Blutung unabhängig von der SSW:
    - Sectio, dabei sollte noch vor Verschluß der Bauchdecken darauf geachtet werden, daß die Blutung sistiert ggf. Applikation von Prostagladinen ins Myometrium

Bei Placenta marginalis oder tiefem Sitz

- Bei schwacher Blutung und vor der 36. SSW :
    - Vorgehen wie oben
- Bei starker Blutung jenseits der 37. SSW :
    - Amnioskopie in Sectiobereitschaft. Kann der untere Eipol eingesehen werden und wird, wie sonographisch vermutet, nur ein kleiner Teil des inneren Muttermunds von der Placenta bedeckt, Amniotomie und Geburtseinleitung durch Syntocinon-Gabe.
    - Steht die Blutung, vaginale Entbindung anstreben.
    - Bei unvermindert starker Blutung: Sectio.

Nabelschnurvorliegen und Nabelschnurvorfall

Vorschwemmen bzw. Einklemmung der Nabelschnur zwischen Beckenwand und vorangehendem
kindlichen Teil.

Man unterscheidet:

- *Nabelschnurvorliegen:* bei stehender Fruchtblase

- *Nabelschnurvorfall:* bei gesprungener Fruchtblase

Ätiologie

- Mißverhältnis (Becken zu eng oder zu weit)

- Polyhydramnion

- Lage-, Haltungs- und Einstellungsanomalien

- Multipara

- Frühgeburt

- Mehrlinge (speziell beim 2. Zwilling)

---

*Prophylaxe: Bei hochstehendem vorangehendem Teil Amniotomie nur unter amnioskopischer Sicht mit kleiner Kanüle.
Sectiobereitschaft!*

Diagnostik

- Vaginale Untersuchung

  - Tasten der Nabelschnur vor oder neben dem vorangehenden Teil

- Im CTG

  - Dezeleration

Therapie

Trotz gebotener Eile Eltern bzw. Mutter über die Notwendigkeit der durchzuführenden Maßnahmen informieren!

Nabelschnurvorliegen

Bei unauffälligem CTG

- PDA legen

- Hochlagerung des Beckens, dann vorsichtiges Zurückschieben der NS. Liegt die NS seitlich, wird auf die Gegenseite gelagert.

- Reposition der NS gelungen:
  Amniotom ie unter amnioskopischer Sicht, langsames Ablassen des Fruchtwassers, kontinuierliche CTG-Kontrolle

- Reposition der NS nicht gelungen:
  Sectio

Bei pathologischem CTG

- Beckenhochlagerung

- i.v.-Tokolyse

- Hochdrängen des vorangehenden Teiles von außen, da forciertes Hochdrängen von vaginal zum Blasensprung führen kann.

- Sectio

Nabelschnurvorfall bei Schädellage

Bei nicht vollständig eröffnetem Muttermund

- Die untersuchende Hand verbleibt in der Scheide und hält den vorangehenden Teil hoch.

- Beckenhochlagerung

- i.v.-Tokolyse

- **Keinen Blasenkatheter legen:** bestehende Harnblasenfüllung ergibt ein zusätzliches Polster, das den VT hochdrängt.

- Sectio: bei Eröffnung des Peritoneums auf hochstehende Harnblase achten.

Die innere Hand verbleibt solange am Kopf des Kindes, bis der Operateur von oben her den kindlichen Kopf unterfährt und entwickelt!

Bei vollständig eröffnetem Muttermund und

- zangengerecht stehendem Kopf: Forceps

- hochstehendem Kopf: Sectio

Nabelschnurvorfall bei Beckenendlage, Querlage und Schräglage

- Sectio

Arm - oder Handvorfall

Kindlicher Arm oder kindliche Hand liegen neben oder vor dem vorangehenden kindlichen Teil

Man unterscheidet:

- Arm - oder Handvorliegen:
  bei stehender Fruchtblase

- Arm - oder Handvorfall:
  bei gesprungener Fruchtblase

Ätiologie

s. Kap. NABELSCHNURVORLIEGEN UND NABELSCHNURVORFALL
Seite 196

Diagnostik

Man tastet vor oder neben dem vorangehenden Teil einen kindlichen
Arm oder eine kindliche Hand

Therapie

- Beckenhochlagerung

- PDA

- Reposition des Armes oder der Hand

  - Reposition gelungen:
    Spontangeburt anstreben, gegebenenfalls Amniotomie

  - Reposition nicht gelungen:
    Spontangeburt anstreben, evtl. Wiederholung der Reposition

➡ **Auch bei nicht reponierbarem vorgefallenem Arm ist häufig
die Spontangeburt möglich!**

- Bei Geburtsstillstand: sekundäre Sectio

Schulterdystokie

Definition

Hoher Schultergeradstand

Die Schulterbreite bleibt im geraden Durchmesser über dem Bek-ken-eingang stehen und kann nicht ins kleine Becken eintreten.

Tiefer Schulterquerstand

Die Schulterbreite bleibt über dem längs-ovalen Beckenausgang im queren Durchmesser stehen.

Diagnose

Hoher Schultergeradstand

Der geborene Kopf erscheint auf die Vulva aufgepreßt. Die äußere Drehung des Kopfes ist behindert.

Tiefer Schulterquerstand

Der Kopf steht vor der Vulva. Die äußere Drehung des Kopfes unterbleibt infolge der fehlenden inneren Drehung.

Prädisponierende Faktoren

- Hohes Geburtsgewicht:
  normales Geburtsgewicht, Prävalenz 0,2 %
  Gewicht > 4.000 g, Prävalenz 3 %
  Gewicht > 4.500 g, Prävalenz 11 %
  Gewicht > 5.000 g, Prävalenz 40 %

- frühzeitiges intensives Kristellern

- vaginale operative Entbindungen aus Beckenmitte

- maternaler Diabetes mellitus (makrosomer Fetus)

- ausgeprägte Größendifferenz bei den Eltern: Mutter klein, Vater groß

Gefahren

- Hypoxische Schädigung des Kindes durch verzögerte Entwicklung des Rumpfes

- Traumatische Schädigung des Kindes durch forcierte Entwicklungsversuche (Clavicula- und Schulterblattfraktur, obere und untere Plexuslähmung durch Dehnung oder Wurzelabriß, Phrenicusschädigung mit Zwerchfellähmung, Schädigung des oberen Grenzstrangs mit Hornerschem Symptomkomplex)

- Schwere maternale Weichteilverletzungen

Prophylaxe

Bei großen Kindern (>4.000 g) präpartal exakte sonographische Biometrie

Bei großem Thorax-Querdurchmesser Entbindung in Narkosebereitschaft bzw. bei voll aufgespritzter PDA. Bei ausgeprägter Makrosomie prophylaktische Sectio

Therapie

Hoher Schultergeradstand

Vollnarkose oder voll aufgespritzte PDA und großzügige Episiotomie, eventuell Schuchardt-Schnitt

Stufe 1:
> Wiederholtes forciertes Beugen der Beine der Kreißenden in der Hüfte, um die vordere kindliche Schulter über die Symphyse zu heben.

Stufe 2:
> Drehen des Schultergürtels in den schrägen bzw. queren Durchmesser. Eingehen über dem Rücken des Kindes und Hochschieben der vorderen, falls dies nicht gelingt, der hinteren Schulter. Versuch, den Schultergürtel in den schrägen Durchmesser zu drehen, unter gleichzeitigem Kristellern.

Stufe 3:
> Äußere Überdrehung des kindlichen Kopfes (bei I. Lage entgegen, bei II. Lage im Uhrzeigersinn), um die Schulter in den queren Durchmesser des Beckeneingangs zu bringen. Kein Fundusdruck, kein Mitpressen!

Stufe 4:

    Konnte keine Drehung des Schultergürtels erfolgen, wird der hintere Arm von der Rückenseite her über den Bauch heruntergeholt und herausgestrichen, anschließend Extraktion der vorderen Schulter durch Senken des Kopfes nach caudal.

Stufe 5:

    Gelingt auch kein Herausstreifen des hinteren Armes, so kann mit der Shute-Zange, die a.p. über dem Thorax angelegt wird, die Schulterbreite in den schrägen bzw. queren Durchmesser unter gleichzeitigem Zug gedreht werden.

Stufe 6:

    Frakturierung der vorderen Clavicula mit dem eingeführten Finger

Stufe 7:

    Ultima ratio: Symphysiotomie
    (s. Kap. BECKENENDLAGE Seite 123)

Tiefer Schulterquerstand

Episiotomie wie bei hohem Schultergeradstand

Stufe 1:

    Die Beine werden in den Hüften gestreckt, um eine Erweiterung des Beckenausgangs zu erreichen.

Stufe 2:

    Eingehen mit zwei Fingern in die Scheide und Versuch, die Schulter vom Rücken des Kindes her in den geraden Durchmesser zu drehen.

Die Schulterentwicklung gelingt im Vergleich zum hohen Schultergeradstand meist problemlos!

Nie am kindlichen Kopf gleichzeitig drehen und ziehen!

Reanimation des Neugeborenen

Fetale Asphyxie

Hauptursache für die Notwendigkeit der Reanimation des Neugeborenen ist die *fetale Asphyxie*, eine kardiorespiratorische Depression mit Störung der Vitalfunktionen.

Meist bestand bereits präpartal eine Einschränkung des Gasaustausches von O_2 und CO_2 über die Placenta.

Intrapartal führt die Minderperfusion der feto-placentaren Einheit durch Wehentätigkeit zur weiteren Verschlechterung des Gasaustausches.

Risikofaktoren

- mütterlich
  - Diabetes mellitus
  - Präeklampsie
  - Rhesus-Inkompatibilität
  - Nikotin-, Alkohol- und Drogenabusus
- placentar
  - Placentainsuffizienz
  - vorzeitige Placentalösung
- kindlich
  - Frühgeburtlichkeit
  - Gemini
  - Beckenendlage
  - Nabelschnurkomplikation
  - Sturzgeburt
  - Geburtstrauma

Diagnostik

Postpartale Beurteilung des Zustandes des Neugeborenen durch Apgar-Score

Apgar	Zustand des NG
7-10	normales NG
4-6	mäßig deprimiertes NG
0-3	schwer deprimiertes NG

Indikationen

Bei einem mäßig oder schwer deprimierten Neugeborenen müssen die Reanimationsmaßnahmen **sofort** nach der Geburt beginnen.

➡ **Die Reanimation wird im Idealfall durch den Pädiater durchgeführt. Der Geburtshelfer muß jedoch in der Lage sein, ein deprimiertes Neugeborenes für die ersten Lebensminuten bis zum Eintreffen des Pädiaters optimal zu versorgen!**

Bei folgenden Indikationen Pädiater hinzuziehen:

Primär zur Geburt

- Früh- und Mehrlingsgeburt

- intrauterine Wachstumsretardierung

- Rhesus-Inkompatibilität

- Diabetes der Mutter

- bekannte Fehlbildung

- fetale Acidose (pathologische MBU)

- grünes Fruchtwasser

Postpartal

- 1-min-Apgar: <5 bzw. 5-min-Apgar: <8

- Verdacht auf konnatale Infektion (anamnestisch oder klinisch)

- Atemstörung (z. B. bei Atemnotsyndrom):
  - Tachypnoe (Frequenz > 60 Atemzüge/min)
  - exspiratorisches Stöhnen und Knorksen
  - mühsames oder fehlendes Schreien
  - inspiratorische Thoraxeinziehungen
  - zyanotisches Hautkolorit
  - apnoische Anfälle

Therapie

Ausrüstung (Reanimationseinheit)

- Wärmeeinheit

- Absaugapparat

- Absaugkatheter, verschiedene Größen

- Beatmungseinrichtung für Beutelbeatmung oder Respirator

- Ambu-Beutel

- Beatmungsmaske, verschiedene Größen

- Laryngoskop, verschiedene Größen

- Endotrachealtubi, verschiedene Größen

- Set für Nabelvenen-Katheter

- Nabelvenen-Katheter, verschiedene Größen

- Medikamente: Epinephrin (Suprarenin), Atropin (Atropinsulfat Braun 0,5 mg), Natriumbikarbonat 8,4%

- Spritzen (2 ml, 5 ml) und Nadeln

- Tubuspflaster (Leukoplast weiß, 1 cm breit und halbiert, 5 - 10 cm lang)

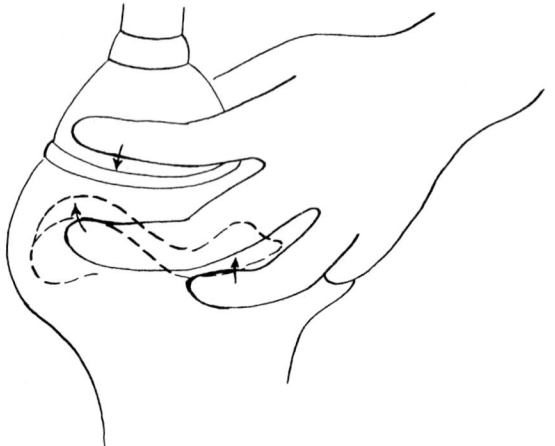

Abb. 39. *Maskenbeatmung des Neugeborenen.*
Die Maske wird mit Daumen und Zeigefinger fest auf das Gesicht gepreßt. Das kindliche Kinn wird mit dem Mittelfinger, der Unterkiefer-
winkel mit dem Ringfinger gegen die Maske gedrückt.

2 Personen sind notwendig:

① Ärztin/Arzt: Absaugen, Beutelbeatmung, Intubation, ggf. Herzmassage

② Hebamme oder Hilfsperson: Halten des Neugeborenen, Auskultation bzw. Halten des Stethoskopes, Bedienung des Saugapparates, Weiterbeatmung bei Herzmassage

Allgemeine Maßnahmen (bei jedem NG)

- Luftwege freimachen: Rachen und Nase sofort nach der Geburt des kindlichen Kopfes absaugen
- Bei grünem FW Vorgehen wie zur Prophylaxe des AIS (s. Kap. AIS Seite 78)
  Nach Entfernen des Mekoniums hängt weiteres Vorgehen vom Zustand des NG ab (s.u.)
- Wärmezufuhr: Abtrocknen, Wärmelampe, Wärmedecke

➡ **Bei frühen Frühgeborenen mit Gewicht < 1200 g gilt unabhängig vom postpartalen Zustand als Regel: primäre Intubation**

Apgar (1 min) 4-6: mäßig deprimiertes NG

O_2-Zufuhr durch sofortige Maskenbeatmung (Abb. 39)

- O_2-Flow auf 3 - 6 l/min einstellen

Ambu-Beutel muß mit Sicherheitsventil ausgestattet sein, welches den Beatmungsdruck auf $\leq$ 30 cm H_2O begrenzt!

➡ **Die Maske muß dicht sitzen!**
Nebengeräusche durch seitlich entweichende Luft weisen auf mangelhafte Dichtigkeit hin.

- Kontrolle auf regelrechte Beatmung:
  - sichtbare Thoraxexkursionen
  - rosiges Hautkolorit

- Erfolgen unter Bebeuteln keine Thoraxexkursionen liegt evtl.
  eine Zwerchfellhernie vor:

  - sofortige Intubation

  - Legen einer Magensonde, um bereits in den Magen ge-
    pumpte Luft abzulassen

  - führt das Legen der Magensonde über einen Vagusreiz zur
    Bradykardie:
    Atropin 0,01 mg/kg KG über den Tubus intratracheal

➡ **Wird das NG nicht innerhalb von 2 min rosig oder setzt keine regelmäßige Spontanatmung ein, erfolgt die Intubation.**

Apgar (1 min) 0-3: stark deprimiertes NG

Sofortige Intubation

Gewicht des Neugeborenen	Tubusgröße
< 1000 g	2,0 - 2,5 mm
1000 - 2500 g	2,5 mm
> 2500 g	3,0 - 3,5 mm

- Lagerung: Kopf etwas erhöht und Nacken leicht überstreckt

- Das Laryngoskop wird mit Daumen, Zeige - und Mittelfinger
  gehalten, der Kleinfinger drückt auf den kindlichen Kehlkopf.
  Den Laryngoskopspatel in den rechten Mundwinkel
  einführen.

  - Beim Vorschieben die Zunge nach links drücken, wenn
    die Spatelspitze in den Recessus piriformis zwischen Zun-
    ge und Epiglottis vorgeschoben werden soll (gerader Spa-
    tel) oder

  - direkt in der Mittellinie nach unten gehen, wenn die
    Epiglottis auf den Spatel aufgeladen werden soll (geboge-
    ner Spatel).

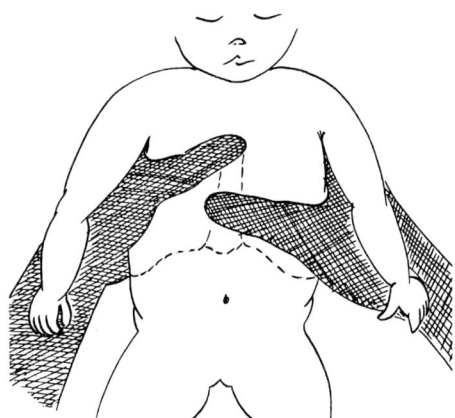

Abb. 40. *Extrathorakale Herzmassage des Neugeborenen.* Der Thorax wird mit beiden Händen umgriffen und das kindliche Sternum mit beiden Daumen rhythmisch in Richtung der kindlichen Wirbelsäule gedrückt.

- Der Endotrachealtubus (Größe s. Kap. MAS Seite 131) wird seitlich neben dem Spatel durch die Stimmritze bis ca. 1,0 - 2,5 cm tief vorgeschoben (frühes Frügeborenes: 1,0 cm, reifes und großes Neugeborenes: 2,5 cm). Bei der nasotrachealen Intubation kann dafür die Magill-Zange verwandt werden.

- Festkleben des Tubus: Heftpflasterstreifen nach einmalige Umrundung des Tubus auf der entfetteten Wangenhaut fixieren

- Beatmen mit dem Ambubeutel (s. oben). Seitengleiches Anheben des Thorax und rosiges Hautkolorit zeigen eine korrekt durchgeführte Beatmung an.

- Kontrolle der Herzfrequenz durch Auskultation

➡ **Steigt die Herzfrequenz nach 30 Sekunden Beatmung nicht über 100 spm an: Epinephringabe**

Epinephringabe

- Suprarenin Injektionslösung 1:1000 (1 mg) wird mit 0,9 % NaCl 1:10 verdünnt (Verdünnung 1:10000). Von dieser Lösung werden 1 ml/kg KG (entspricht 0,1 mg/kg KG) via Endotrachealtubus appliziert

- Zeigt sich innerhalb von 1 Minute kein Ansteigen der Herzfrequenz auf über 100 spm: Überprüfung der vorausgegangenen Reanimation

---

**Nicht-Ansprechen auf Epinephrin ist selten.
Daher zunächst fehlerhafte Reanimation (z.B. Verrutschen des Tubus) ausschließen.**

- Bei korrekter Reanimation und keinem Ansteigen der Herzfrequenz auf über 100 spm: Wiederholung der Suprarenin⁻ Gabe

➡ **Bringt die zweite Epinephrin- Gabe innerhalb der nächsten Minute kein Ansteigen der Herzfrequenz auf über 100 spm: externe Herzmassage**

Herzmassage (Abb. 40)

- Kompression des mittleren Sternums mit beiden Daumen wirbelsäulenwärts, während die Hände den Rücken umgreifen.

- Frequenz: 100 - 120/min, Verhältnis Herz- zu Beatmungsfrequenz: ca. 6:1

Pufferung

Die Blindpufferung ist obsolet.

- Pufferung nur nach Vorliegen einer Blutgasanalyse: besteht ein Basendefizit von mindestens 10 mEq/l sollte nach der folgenden Formel substituiert werden: Basenbedarf = Basendefizit (in mEq/l x kg KG) x 0,3

- Natriumbikarbonat 8,4% vorher mit Aqua dest. oder Glucose 5% 1:1 auf 4,2% verdünnen.

> **Natriumbikarbonat nur venös (am besten über Nabelvenenkatheter) und sehr langsam injizieren!**

Nabelvenenkatheter

- Einführung eines Katheters in die Nabelvene über den Ductus venosus Arantii in die V. cava inferior

- Bei der Primärversorgung durch den Geburtshelfer sollte der Nabelvenenkatheter nicht bis in die untere Hohlvene (technisch schwieriger), sondern weiter peripher gelegt werden, um eine Fehlpositionierung im Pfortadergebiet zu vermeiden.

> **Bei inkorrekter Lage des Nabelvenenkatheters im Pfortadergebiet und Applikation von Natriumbikarbonat können Nekrosen und Thrombosen entstehen.**

- Technik:
  - Desinfektion
  - Absetzen der Nabelschnur unter Erhalt eines Stumpfes von ca. 1 cm Länge
  - Die Nabelschnurvene erkennt man am größten Durchmesser
  - Hochhalten der Vene und Einführen des mit 0,9% NaCl gefüllten Katheters
  - beim reifen Neugeborenen ca. 3 cm, beim frühen Frühgeborenen ca. 2 cm vorschieben
  - während des Vorschiebens mit aufgesetzter 2-ml-Spritze immer aspirieren

➡ **Der Katheter muß während und nach dem Vorschieben unter ständiger Aspirationskontrolle immer rückläufig sein.**

- Mit atraumatischer 3/0 Vicryl-Naht den Nabelschnurstumpf durchstechen (ergibt zusätzlich Blutstillung) und Katheter fixieren

- steriler Verband

Antidotgabe

- Bei Atemdepression durch Morphin- oder Opioidgabe sollte Naloxon 0,01 mg/kg KG verabreicht werden. Dies jedoch erst, wenn eine suffiziente Beatmung etabliert ist.

Pufferung bzw. Naloxon-Gabe sind keine primären Notfallmaßnahmen!

Atonische Nachblutung

Ätiologie

- Überdehnter Uterus (Hydramnion, Gemini, großes Kind und langer Geburtsverlauf)

- Multiparität

- Placenta adhaerens, accreta und increta

- Zustand nach Endometritis

- Zustand nach Uterus-Operationen

Diagnose

- Starker Blutverlust nach abgeschlossener Nachgeburtsperiode (mehr als 500 ml)

- weicher Uterus mit Fundusstand über Nabelhöhe

Differentialdiagnose

Cervixriß

- Scheidenriß

- unvollständige Placenta

- Uterusruptur

- Uterusinversion

Therapie

Vorgehen in der angegebenen Reihenfolge

① **Eltern bzw. Mutter** über die Notwendigkeit und den Ablauf der durchzuführenden Maßnahmen **informieren**

② **Katheterisieren** der Harnblase (bei voller Harnblase schlechte Kontraktion des Uterus)

③ Zunächst Ausschluß von:

- **Cervixriß:** Spiegeleinstellung

- **Uterusruptur** oder
  Placentarest: Manuelle Austastung des Uterus

- bei negativer Nachtastung und fraglichem Placentarest:
  Nachcürettage

④ Dann gleichzeitig:

- **Ausdrücken des Uterus** und

- **Gabe von Syntocinon i.v.:** 10 IE langsam injizieren, dann 20 IE über 2 Stunden in 500 ml Ringer-Lactat

⑤ **Halten des Uterus** im Fundusbereich und Anreiben von Nachwehen zur Uteruskontraktion

⑥ **Auflegen einer Eisblase**

⑦ Bei Nichtsistieren der Blutung gleichzeitig:

- **Anwendung des Hamiltonschen Handgriffs** (Abb. 41) Dabei wird mit der linken Hand das Corpus uteri von der Bauchdecke aus gegen die innere Hand gedrückt. Die zur Faust geballte innere Hand wird vollständig in die Scheide eingeführt, so daß die Fingerknöchel gegen die Uteruswand gedrückt werden können. Dadurch entsteht eine optimale Kompression des Uterus.

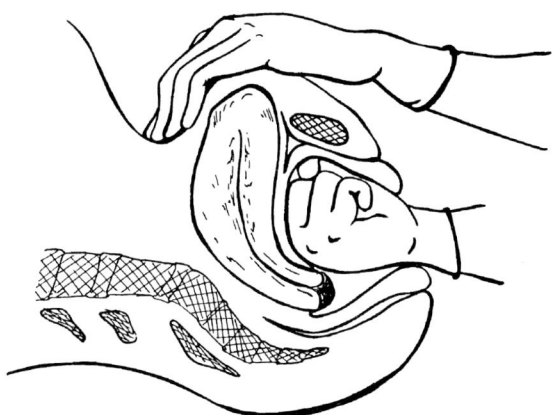

Abb. 41. Hamiltonscher Handgriff zur manuellen Kompression des Uterus.

Intravenöse Gabe von Prostaglandin F₂α
(s. Kap. PHARMAKA Seite 233):
1 Ampulle Minprostin F₂α = 5mg PG F₂α auf 500 ml Ringer-Lactat verdünnen.
Über Infusomat i.v. applizieren, beginnend mit 30 ml/h; falls Blutung nicht sistiert, Erhöhung der Infusionsrate um 15 ml/h alle 20 Minuten bis maximal 600 ml/h.
Alternativ: Nalador-500 250μg (1/2 Ampulle) jeweils i.m. und intramural (transabdominal ins Corpus uteri)
Vorteil: weniger Nebenwirkungen im Vergleich zur i.v. Applikation

- **Ausschluß einer Gerinnungsstörung (s. Kap. GERINNUNGSSTÖRUNG Seite 219)** durch *clot observation test* und Bestimmung von Fibrinogen und Spaltprodukten

- **Gabe von Frischplasma**

⑧ **Ultima ratio:** Hysterektomie

Uterusruptur

Definition

Man unterscheidet folgende Rupturformen

- **komplette** (Myometrium **und** Serosa durchgerissen)

- **inkomplette** (Myometrium teilweise oder ganz durchgerissen, Serosa intakt)

- **apparente** (begleitet von klinischen Symptomen)

- **stille, stumme** (symptomlos)

Prädisponierende Faktoren

- Uterusnarbe bei Z.n. Sectio (besonders bei 2 oder mehr Sectiones), Hysterotomie, Myomenukleation, Metroplastik

➥ **Z.n. klassischer Sectio mit Längsschnitt im Bereich des Corpus uteri mit hohem Risiko für komplette Ruptur verbunden!**

- Geburtsstillstand

- Multiparität

- absolutes oder relatives Mißverhältnis

- Quer - oder Schräglage

- hohe Oxytocingabe

- Forceps

- Wendung

- Extraktion

- Z.n. Abrasio

- Z.n. Autounfall (v.a. wenn angeschnallt)

Symptome

- plötzlicher Schmerz im Bereich der Rupturstelle (am häufigsten suprasymphysär)

- Wehenstop

- fehlende Kindsbewegungen

- Schock

➡ **Analgesie (z.B. PDA) kann Ruptur verschleiern. Jedoch auch ohne PDA verlaufen 50 % aller Rupturen symptomlos! Daher v.a. bei Z.n. Sectio erhöhte Wachsamkeit!**

Diagnostik

- an Hand der oben genannten Symptome

- schlaffe, sich nicht retrahierende vordere MM-Lippe

- evtl. Bandlsche Furche sichtbar

- durch vaginale Untersuchung Rupturstelle bzw. Dehiszenz tastbar (v.a. postpartal, intrapartal nur bei hohem Kopf)

➡ **Die Diagnose einer Uterusruptur durch Nachtastung ist unspezifisch und subjektiv! Das untere Uterinsegment kann papierdünn ausgezogen sein, so daß zwischen äußerer und innerer Hand nur sehr wenig Gewebe fühlbar ist, obwohl keine Ruptur vorliegt.**

- pathologische CTG-Veränderungen

- Sonographie: Dehizenz im unteren Uterinsegment; evtl. kindliche Teile und Flüssigkeit intraabdominal

➡ **Unterscheidung komplette-inkomplette Ruptur: Die komplette Ruptur geht meist mit klinischen Symptomen und sonographischen Befunden einher, welche bei der inkompletten Ruptur meist fehlen. Die endgültige Diagnose liefert nur die direkte Inspektion.**

Therapie

Bei V.a.komplette Ruptur

Intrapartal:

- Sectio, falls saubere Wundränder Naht der Rupturstelle, sonst Hysterektomie

Postpartal:

- Laparatomie, chirurgische Versorgung (s. oben)

Bei V.a. inkomplette Ruptur

Intrapartal:

- bei stabiler mütterlicher Kreislaufsituation und unauffälligem CTG vaginale Entbindung anstreben

---

Vermeiden: Oxytocingabe, Fundusdruck, vaginal operative Entbindung

---

- sonst: Sectio

Postpartal:

- Kontraktionsmittel: 20 IE Syntocinon in 500 ml Ringer-Lactat über 6 Stunden

- Hk- und Kreislaufkontrolle

- Sonographie: Identifikation und Ausdehnung des Begleithämatoms

- Prophylaktische Antibiotikagabe über 24 h

- Gabe von Kontraktionsmittel: über 3-4 Tage 10 IE Syntocinon i.m./d

- falls kein wesentlicher Blutverlust vorliegt und das Hämatom nicht zunimmt:
  Abwarten,
  sonst: Laparotomie

Gerinnungsstörungen

Während der Schwangerschaft nimmt das Gerinnungspotential durch einen beschleunigten und hyperdynamischen Umsatz von Gerinnungsfaktoren physiologischerweise zu. Die Schwangere gleicht damit einem sogenannten "Shwartzmann-Modell", welches durch Stimulation mit Thromboplastin ein *disseminated intravascular coagulopathy* (DIC)-Syndrom entwickeln kann.

Verlustkoagulopathie
Häufigste Form der Gerinnungsstörung in der Geburtshilfe

Ätiologie

- Starker Blutverlust (>1500 ml) mit schnell durchgeführtem Volumenersatz durch Plasmaexpander führt zu einer Verdünnung der Gerinnungsfaktoren.

- Erniedrigung von Fibrinogen und Thrombozyten führt zu hämorrhagischer Diathese.

Symptome

- Hämorrhagischer Schock mit hämorrhagischer Diathese.

Diagnostik

- Fibrinogen im Plasma <100 mg% oder <1,0 g/l

- Thrombozyten <50.000 mm^3

- Gerinnungzeit verlängert

Therapie

Gabe von:

- Plasma

    - Human-Plasma:
      200 ml Citratplasma mit Faktoren II, VII, IX, X, XI, XII, XIII und hitzelabilen Faktoren V und VIII wird ca. 18 Stunden nach Blutspende zubereitet. Auftauzeit 6 - 30 Minuten im Wasserbad bei 40°C, dann alsbaldige Transfusion
      Human-Plasma und EKs im Verhältnis 1:1 transfundieren

    - *fresh frozen plasma* (FFP):
      wird im Gegensatz zu Human-Plasma bereits 5-6 Stunden nach Blutspende zubereitet
      enthält daher 15-20% mehr Faktor-VIII-Aktivität, was jedoch für die klinische Therapie nicht relevant ist
      daher, **immer Human-Plasma geben!**

- Thrombozytenkonzentrate (TK):
  Thrombozytenanstieg bei der Gabe von 6 TK um 20.000-30.000/mm^3

    - bei Thrombozytopenie <50.000/mm^3 TK-Gabe

- Erythrozytenkonzentrate (EK):

    - 250 ml durch Zentrifugation sedimentierte Erythrozyten mit einem HK von ca. 70%

    - durch Transfusion eines EK's erreicht man einen HK-Anstieg von 3% bzw. Hb-Anstieg von 0,9 g%.

- Nur in Ausnahmefällen wird Frischblut verwandt:
  Volumenbelastung, starke Immunisierung und Infektionsgefahr (HIV)

Verbrauchskoagulopathie

Ätiologie

Allgemein

- disseminierte intravasale Gerinnung durch Einschwemmung gerinnungsaktiver Substanzen

- Verlegung kleiner Gefäße mit der Folge ischämischer Organnekrosen (besonders Niere und Leber)
  Durch Fibrinverschlüsse von Arteriolen, Kapillaren und Venen ischämische Gewebsschäden mit der Folge von Oligurie, Hämolyse, Hämaturie, vorzeitiger Placentalösung, Konvulsionen, Netzhautablösung und Koma

- Verbrauch von Gerinnungsfaktoren und Thrombozyten

- schwere hämorrhagische Diathese

- kompensatorisch gesteigerte Fibrinolyse

Speziell

- Präeklampsie/Eklampsie

  - bei schwerer Präeklampsie Übergangsstadium von Hyperkoagulabilität zu manifester intravasaler Gerinnung

  - Hämolyse und Thrombozytopenie als Folge von Mikroangiopathie und intravasaler Gerinnung

  - disseminierte intravasale Gerinnung in 2,5% der Präeklampsien und 9% der Eklampsien

- Vorzeitige Placentalösung

  - lokaler Verbrauch von Gerinnungsfaktoren im retroplacentaren Hämatom

  - Gewebsthromboplastin gelangt aus dem retroplacentaren Hämatom über den intervillösen Raum in den mütterlichen Kreislauf.

  - zwischen Beginn der Lösung und dem Auftreten von Gerinnungsstörungen Zeitspanne von durchschnittlich 6 Stunden

- Endotoxinschock

- durch bakterielles Endotoxin (v. a. von Meningokokken und gramnegativen Erregern) Schädigung des Gefäßendothels sowie Freisetzung des Plättchenfaktors III aufgrund eines ausgedehnten Plättchenzerfalls (Amnioninfektionssyndrom, septischer Schock)

- Verlegung der terminalen Strombahn durch Gerinnsel

- Intrauteriner Fruchttod (*dead-fetus syndrome*)

  - Resorption von Fibrinogen und anderen eiweißdenaturierenden Substanzen aus der mazerierten Placenta

  - Übertritt von Gewebsthromboplastin aus nekrotischer Decidua und Placenta in den mütterlichen Kreislauf

  - Intervall zwischen IUFT und Auftreten der Gerinnungsstörung > 1 Woche

- Fruchtwasserembolie

  - Übertritt von FW ins venöse System durch eröffnete Gefäße im Bereich des unteren Uterinsegments oder der Placentahaftstelle

  - pulmonale Insuffizienz durch Verschluß pulmonaler Gefäßabschnitte mit Fruchtwasserelementen, pulmonale Vasokonstriktion, Cor pulmonale, kardiogener Schock und Lungenödem

  - zusätzlich intravaskuläre Gerinnung im Bereich der Lungenstrombahn

Symptome

Präeklampsie

s. Kap. PRÄEKLAMPSIE Seite 87

Vorzeitige Lösung

s. Kap. VORZEITIGE PLACENTALÖSUNG Seite 189

Endotoxinschock

Hoch fieberhafte Zustände mit Schüttelfrost, Kreislaufschock und hämorrhagischer Diathese durch Einschwemmung bakterieller Toxine

Pulmonale Insuffizienz, akutes Nierenversagen und Bewußtseins-trübung als hauptsächliche Folgen der Verlegung der terminalen Strombahn

Intrauteriner Fruchttod

- s. Kap. INTRAUTERINER FRUCHTTOD Seite 229

Fruchtwasserembolie

- Atemnot, Tachypnoe, Zyanose, Verwirrtheit, Krämpfe, Tod in 33% innerhalb von 20 Minuten, in weiteren 33% in den folgenden 70 Minuten; bei Überleben Gerinnungsstörung in 40% der Fälle

Diagnostische Verfahren

Clot Observation Test

Beobachtung der spontanen Gerinnung von Venenblut in einem Glas-Röhrchen

- bei normalen Gerinnungsverhältnissen festes Gerinnsel innerhalb von 6 - 15 Minuten, Auflösung nicht vor 20 Minuten

- bei gesteigerter fibrinolytischer Aktivität Auflösung des Gerinnsels in weniger als 20 Minuten

- nur Erfassung ausgeprägter Gerinnungsstörungen möglich

Blutungszeit

Blutungsdauer einer oberflächlichen Hautwunde: vor allem von Thrombozytenzahl, Thrombozytenfunktion und Funktion der Kapillarwand abhängig. Bei einer Thrombozytenzahl von <80.000 /mm^2 erhebliche Verlängerung zu erwarten

- Normalwerte: 1 - 4 Minuten

Thrombozytenzählung

- Norm: 150.000 - 450.000 /mm^3
  oder 150 - 450 Giga/l

Beachte: Falsch niedrige Werte bei EDTA-Blut durch Thrombozytenaggregation möglich. Wiederholung der Zählung mit heparinisiertem Blut notwendig

---

Fibrinogenbestimmung

Verdünntes Citratplasma wird mit einer hohen Thrombinkonzentration versetzt. Die dann gemessene Gerinnungszeit ist umgekehrt proportional zum Fibrinogengehalt der Probe.

- bei Fibrinogen <100 mg% (< 1,0 g/l) Auftreten von Blutungen

- Norm:
  am Ende der Gravidität 500 - 600 mg% (5,0-6,0 g/l)

Thrombinzeit (TZ)

Bestimmung der Gerinnungszeit von Citratplasma nach Zusatz kleiner Thrombinmengen

- verlängert bei proteolytischem Abbau von Fibrin und Fibrinogen durch Plasmin

- geeignet zur Überwachung der Heparin-Therapie (Ziel: Verlängerung der TZ auf das 2- bis 3-fache des Ausgangswertes)

- Norm: 0 - 12 sec

Äthanoltest

Nachweis löslicher Fibrin-Monomer-Komplexe bei Hyperkoagulabilität im Frühstadium eines DIC-Syndroms

- Norm: negativ

Partielle Thromboplastinzeit (PTT)

Kontrolle des endogenen und exogenen Gerinnungssystems

- verlängert bei Störung der Faktoren I, II, V, VIII, IX, X, XI, XII

- Überwachung der Antikoagulantien-Therapie mit Heparin (Ziel: Verlängerung der PTT auf das 1,5- bis 2-fache des Ausgangswertes)

- Norm: 25 - 40 sec

Thromboplastinzeit (TPZ) nach Quick

Kontrolle des exogenen Gerinnungssystems

- Erfassung von Störungen der Faktoren I, II, V, VII, X

- verlängert auch bei vermehrtem Anfall von Fibrin-Fibrinogen-Abbauprodukten

- Überwachung der Antikoagulantien-Therapie mit Dicoumarol

- Norm: 70 - 100%

Fibrinopeptid A

Abspaltung von Fibrinopeptid A und B aus Fibrinogen durch Thrombin

- bei Präeklampsie Fibrinopeptid A stark erhöht

- Norm: 3 ng/ml

Antithrombin III (AT III)

Bei ausgeprägter Aktivierung der Gerinnungskaskade vermehrter Verbrauch von AT III als Inhibitor der Thrombinbildung

- deutliche Erniedrigung bei Präeklampsie (nicht bei vorbestehender Hypertonie!)

- Norm: 80-120%

Fibrin-Fibrinogen-Spaltprodukte (FSP)
fibrinogen depletion products (FDP)
Fibrin(ogen)spaltprodukte entstehen durch Hyperfibrinolyse

- Spaltprodukte gelangen ins Serum und können mit dem *"staphylococcus clumping factor"* nachgewiesen werden

- Norm: 0-10 µg/ml
  10-40 µg/ml: mäßiger Verbrauch
  >40 µg/ml: manifester Verbrauch

D-D-Dimere
Im Unterschied zu den Fibrin-Fibrinogen-Spaltprodukten werden mit monoklonalen Antikörpern reine Fibrinspaltprodukte identifiziert

- erhöhter Spiegel bei DIC

- Norm: 500 ng/ml
  in der Schwangerschaft bis 1500 ng/ml

Typische Befunde bei manifester DIC

- *Clot Observation Test*: Gerinnselbildung erst nach 15 min

- Fibrinogenverminderung: Fibrinogen <100 mg%

- Thrombozytenabfall: <50.000/mm^3

- Verminderung von Faktor II und V

- Äthanoltest: positiv

- Thrombinzeit: verlängert

- Quick: <70%

- Fibrin-Fibrinogen-Spaltprodukte: nachweisbar

- AT III < 80%

Zusätzliche Untersuchungen bei Verdacht auf Organschäden durch DIC:

- bei akutem Nierenversagen: Kreatinin, Harnstoff, Osmolarität in Serum und Urin

- bei pulmonaler Insuffizienz: Blutgasanalyse, Röntgen-Thorax

- bei Hämolyse: Hämoglobin in Serum und Urin

- bei Acidose: Blutgasanalyse, Laktat

Differentialdiagnose

- hereditäre Koagulopathien
- Hypofibrinogenämie
- Hypoprothrombinämie
- Faktor-V-Mangel
- Faktor-VII-Mangel
- Faktor-VIII-Mangel (Hämophilie A)
- Faktor-IX-Mangel (Hämophilie B)

Therapie

- möglichst rasche Entleerung des Uterus
- Substitutionstherapie mit
  Human-Plasma
  Thrombozytenkonzentraten
  Erythrozytenkonzentraten
  (s. Verlustkoagulopathie)
- nach Substitution Überprüfung von Thrombozyten und Fibrinogen nach 30 bis 60 min und nach 6 h
- kontraindiziert: Antifibrinolytika
- **Heparin**

  Indikationen

  - unhemmbare Blutung durch ständigen Verbrauch substituierter Gerinnungsfaktoren
  - erkennbare Thrombembolie
  - Prophylaxe einer DIC bei FW-Embolie oder Endotoxinschock (2.000 IE als Bolus sowie 20.000 - 30.000 IE/ 24 h als Infusion)

Durchführung

- Bei niedrigem Antithrombin III-Spiegel Substitution von Antithrombin III vor Heparin-Gabe erforderlich empfohlene Dosierung: 500 - 1.000 I.E./h, orientiert am Abfall von Fibrinogen-Spaltprodukten sowie am Anstieg von Fibrinogen und Thrombozytenzahl

- bei Schockzuständen Volumensubstitution (Plasmaexpander, Albumin), Blutersatz, Sauerstoffzufuhr, Pufferung und Corticoid-Gabe (z.B. Prednisolon 5 bis 30 mg/kg KG als 4stündliche Injektion)

Hyperfibrinolyse

(Destruktion von Gerinnungsfaktoren)

Ätiologie

- Mobilisierung von Aktivatoren des Fibrinolysesystems durch ausgedehntes Gewebetrauma

- Spätstadium des DIC-Syndroms mit Hyper-fibrinolyse

Symptome

- Ungerinnbarkeit des Blutes im Zusammenhang mit ausgedehnten Gewebeverletzungen bei Geburt oder im Anschluß an ein DIC-Syndrom

Diagnose

- Fibrinogenspaltprodukte >10µg/m

- *Clot Observation Test*: entstandene Gerinnsel lösen sich schnell wieder auf

Therapie

- Human-Plasma (s. Verlustkoagulopathie)

- nur in Ausnahmefällen: Ugurol (Tranexamsäure) 0,5 g initial i.v., dann Dauertropf mit 5 mg/kg·h

Intrauteriner Fruchttod

Ätiologie

- Vorzeitige Placentalösung
- Placentainsuffizienz (bei Präeklampsie, Diabetes, Übertragung)
- Nabelschnurkomplikationen (Umschlingung, Knoten, Vorfall)
- Rh-Inkompatibilität
- Infektionen
- ungeklärt

Diagnostik

- CTG: fehlende Herztöne
- Ultraschall: fehlende Herzaktionen, starre Aorta

Therapie

- Eltern bzw. Mutter über die Situation aufklären und über die zu ergreifenden Maßnahmen informieren. Intensive Betreuung und psychische Unterstützung notwendig!

Zunächst muß eine mütterliche Gefährdung durch Blutung oder Gerinnungsstörung (vor allem bei vorzeitiger Lösung) ausgeschlossen werden.

Voruntersuchungen

- *Labor*
  Gerinnungsstatus einschließlich Fibrinogen, Fibrinogenspaltprodukte, Hb, Blutgruppe, Leber- und Nierenwerte
- *Ultraschall*
  Lage, VT, Placentalokalisation, Ausschluß einer Lösung

- *Vaginalbefund*
  Erhebung des Bishop-Score

Vorgehen

- Bei vorzeitiger Lösung oder Gerinnungsstörung
  (s. Kap. GERINNUNGSSTÖRUNGEN Seite 219)

- Bei **Bishop-Score $\leq$ 6:**
  Zunächst Cervixreifung; intracervikale Applikation von 0,5
  mg PGE_2-Gel mit eventueller Wiederholung nach 6 Stunden

- Bei **Bishop Score >6:** a) - d) alternativ anzuwenden

  a) 500 μg Sulproston i.m. (Nalador 500)
     Wiederholung der Injektion im Abstand von 4-6 Stunden, je
     nach Vaginalbefund (2-stündlich erheben)
     Ab Muttermundweite von 5 cm keine weitere Injektion
     Gegebenenfalls Weiterführung mit Oxytocin-Infusion (Abstand zur letzten Sulprostongabe **mindestens** 6 Stunden)

  b) Oxytocin-Infusion 10 IE Syntocinon auf 500 ml Glucose 5%
     (0,24-2,4 IE/h) mit langsamer Steigerung, beginnend mit 15
     ml/h bis zu 150 ml/h

  c) Sulproston intravenös 60-500 μg/h mit langsamer Steigerung
     1 Amp. Nalador-500 auf 250ml 0,9%NaCl, beginnend mit 30
     ml/h bis zu 250 ml/h (Tageshöchstmenge: 6 Ampullen)

  d) Dinoprost intravenös (Minprostin E_2)
     1 Ampulle (0,75 mg = 0,75 ml) auf 500 ml NaCl-Lösung, beginnend mit 20 ml/h, bis 160 ml/h **langsam** steigern

4. Anhang

4.1. Pharmaka

Acetylsalicylsäure

Aspisol 0.5g/5 ml

Aspirin u.a. 0.1g/Tbl., 0.5g/Tbl

Wirkung

- Hemmung der Cyclooxygenase mit verminderter Prostaglandin
  - und Thromboxansynthese (TXA_2)

- irreversible Hemmung der Thrombozytenaggregation

Indikationen

- leichte Schmerzen

- Fieber

- Thromboseprophylaxe

- rheumatische Erkrankungen

- Präeklampsieprophylaxe

Allgemeine Hinweise

- Patienten sollten 3 - 5 Tage vor einer Spinal- oder Periduralanästhesie keine Thrombozytenaggregations-Hemmer erhalten.

- Interaktion mittels Verdrängung durch Phenytoin, Thyroxin,
  Steroidhormone, Dicoumarol, Methotrexat und Sulfonylharn-
  stoffe aus der Proteinbindung

- verminderte Resorption von Digoxin

Hinweise für die Schwangerschaft

Salicylate passieren die Placenta. In der *Frühschwangerschaft* besteht
kein erhöhtes Mißbildungsrisiko. In der *Prä- und Perinatalphase* werden Wehenhemmung, erhöhtes Blutungsrisiko für Mutter und Kind
und die Gefahr eines verfrühten Verschlusses des Ductus arteriosus Bo-

talli induziert. Aufgrund der genannten Nebenwirkungen ist Acetylsalicylsäure als Analgetikum in der Schwangerschaft das Mittel der zweiten Wahl nach Paracetamol.

Dosierung

- analgetisch und antipyretisch:10 mg/kg p.o., i.v.; max 4 g/d
- Thrombozytenaggregationshemmung
  1-3 mg/kg·d

Kontraindikationen

- Ulcus ventriculi et duodeni
- Blutungsgefahr
- Aspirinintoleranz (gehäuft bei allerg. Asthma)

Nebenwirkungen

- Bronchospasmus
- allergische Reaktionen (Blutbildveränderungen, Larynxödem)
- gastrointestinale Ulcerationen

Adrenalin, Epinephrin

Suprarenin 1 mg/1 ml

Wirkung

- α–*sympathomimetisch* : vasokonstriktorisch, Induktion von Glykogenolyse und Lipolyse

- β$_1$-*sympathomimetisch*: positiv inotrop, chronotrop, dromotrop, bathmotrop

- β$_2$-*sympathomimetisch*: bronchodilatatorisch, vasodilatatorisch, glykogenolytisch

- *ZNS*: Unruhe, Angst, Hyperventilation

Indikationen

- anaphylaktischer Schock
- Herz-Kreislauf-Stillstand

- andere Schockformen
- Zusatz zu Lösungen für die Lokalanästhesie

Allgemeine Hinweise

- *Wirkungsverstärkung* durch Antidepressiva, MAO-Hemmer, Thyroxin, Digitalis (Extrasystolie), Ketamin

- *Wirkungsabschwächung* bei Acidose

- Verschiebung des Wirkspektrums unter α- oder β-Blocker-Therapie (evtl. paradoxe Reaktion, Adrenalinumkehr)

Hinweise für die Schwangerschaft

Adrenalin ist placentagängig, wird jedoch rasch in der Placenta abgebaut. Durch Stimulation der α-Rezeptoren wird die placentare Durchblutung vermindert. Adrenalin sollte während der SS nur in den oben genannten Notfällen eingesetzt werden.

Dosierung

➡ **Beachte: zur i.v. oder endotrachealen Anwendung Lösung 1:10 verdünnen.**

- kardiopulmonale Reanimation: 0,01 - 0,04 mg/kg KG initial i.v.
- endotracheale Applikation:
  beim Neugeborenen 0,1 mg/kg KG
  beim Erwachsenen 0,04 mg/kg KG
- anaphylaktischer Schock: 0,002 mg/kg KG initial i.v., evtl. im Zweiminutenabstand wiederholen
- Status asthmaticus: 0,003 mg/kg KG initial i.v.
- vasokonstriktorischer Zusatz zu Lokalanästhetika: 1:50.000

Kontraindikationen

- zur Reanimation: keine

- schwere Hypertonie

- als Zusatz zur Lokalanästhesie im akralen Endstrombereich

- Koronarinsuffizienz

CAVE:
Cor pulmonale, Engwinkelglaukom, Hyperthyreose

Nebenwirkungen

- Tachykardie, ventrikuläre Rhythmusstörungen

- Hypokaliämie

- Hyperglykämie

- Lungenödem, Zentralisation

- hypertensive Krise, cerebrale Hämorrhagie

- Angst, Unruhe, Tremor, Kopfschmerz

- Miktionsverhaltung

- Mydriasis

Betamethason

Celestan solubile 4 mg/ml

Wirkung

- 9α-fluoriertes Glucocorticoid

- relative Potenz der Glucocorticoidwirkung=30 (Hydrocortison=1)

- praktisch keine mineralocorticoide Wirkung

- Stimulation der Bildung von Surfactant oder antioxidativer Enzyme

- antiphlogistisch, immunsuppressiv durch Abschwächung der leukozytären und lymphozytären Entzündungsreaktion

- antiproliferativ durch Unterdrückung der Fibroblastenreaktion

- katabol durch Erhöhung der Gluconeogenese

Indikationen

- Induktion der Lungenreife vor der 35. SSW

Allgemeine Hinweise

- Gefahr peptischer Ulcera steigt in Kombination mit Salicylaten und Antirheumatika

- erhöhter Insulinbedarf bei Diabetikern

- beschleunigter Abbau von Barbituraten, Phenytoin, Isoniazid, Rifampicin durch Enzyminduktion

- inkompatibel mit Ampicillin

Hinweise für die Schwangerschaft

Betamethason passiert die Placenta und wird nur in geringem Maß durch placentare Enzyme inaktiviert.
Bei üblicher Dosierung besteht keine embryotoxische Wirkung.

Dosierung

- *Pränatale "Lungenreifung" des Feten:*
  2 x 8 mg/d, Wiederholung nach 10 Tagen

Kontraindikationen

- floride Ulcera ventriculi et duodeni
- Systemmykosen

Kontraindiziert bei:
Herpes
Varizellen
Ulcusleiden
Eng- und Weitwinkelglaukom
8 Wo. vor bis 2 Wo. nach Impfungen

Nebenwirkungen

➡ **Einmalige Gabe immer ohne schwere Nebenwirkung!**

- Lungenödem im Rahmen der Lungenreifung, vor allem durch Interaktion mit β_2-Sympathomimetika und bei Präeklampsie

- bei Langzeittherapie: Placentainsuffizienz, Nebennierenrinden-Insuffizienz des Feten

- gastrointestinale Blutung

- "Corticoiddiabetes"

- immunsuppressiv

- Suppression der Hypothalamus-Nebennierenrinden-Achse

- verminderte Calciumresorption, erhöhte Phosphatausscheidung, Osteoporose

- Lymphozytopenie, Eosinopenie

- Leukozytose, Thrombozytose

- Katarakt, Glaukom

- Senkung der Krampfschwelle

β₁-Rezeptorenblocker

Atenolol *Tenormin* 25/50/100 mg Tbl.
Metoprolol *Beloc/ Beloc-mite*, 100 mg/50 mg Tbl.
Acebutolol *Prent/Prent-400*, 200 mg/400 mg Tbl.

Wirkung

- *Cardial:* negativ inotrop und chronotrop; Blutdrucksenkung mit einer Abnahme des Herzzeitvolumens

- *Glatte Muskulatur:* spasmolytisch nur in hoher Dosierung

Pharmakokinetik

- Bioverfügbarkeit nach oraler Gabe: 40%

- HWZ: ca. 4 h

Indikationen

- Blutdrucksenkung

- als Begleitmedikation bei höchstdosierter Tokolyse und nicht tolerierbaren Nebenwirkungen der Tokolyse (z.B. Tachykardie > 140 spm)

Allgemeine Hinweise

- Das Maximum der Blutdrucksenkung tritt meist erst nach mehreren Tagen ein.

- Bei hoher Dosierung tritt zusätzlich eine β₂-Blocker-Wirkung auf, welche den peripheren Gefäßwiderstand erhöht.

- Bei gleichzeitiger Gabe von Insulin kann eine verstärkte und verlängerte Hypoglykämie auftreten.

- Erhöhung der Halbwertszeit von Cimetidin

- Bei starkem Blutverlust ist die kardiale Gegenregulation eingeschränkt.

Hinweise für die Schwangerschaft

In der SS sollten nur die oben genannten relativ selektiven β₁-Rezeptorenblocker eingesetzt werden (unspezifische β-Rezeptorenblocker führen zusätzlich über β₂-Rezeptorenblockade zu einer Bronchokonstriktion).

Alle β-Blocker sind placentagängig, eine embryo- oder fetotoxische Wirkung ist nicht bekannt, jedoch senken β-Blocker die Basalfrequenz im CTG. **Daher sollten β-Blocker, falls möglich, ca. 1-2 Tage vor der Entbindung abgesetzt werden.** In Kombination mit β-Sympha-thomimetika (Tokolyse) zur Abschwächung von extremen Nebenwirkungen (z.B. Tachykardie>140 spm) haben β-Blocker keinen Einfluß auf den tokolytischen Effekt der β-Sympathomimetika.

In der Stillzeit sollte von den oben genannten β-Blockern nur Metoprolol (Beloc) eingesetzt werden, da Metoprolol nur in geringen Mengen in die Muttermilch übergeht (ca. 3% der mütterlichen gewichtsbezogenen Dosis). Bei den beiden anderen β-Blockern können für das Neugeborene toxische Spiegel erreicht werden (Symptome: Bradykardie, Zyanose, Hypothermie).

Dosierung

- *Atenolol*   50-100 mg/d

- *Metoprolol*   100-200 mg/d

- *Acebutolol*   200-400 mg/d

Kontraindikationen

- obstruktive Bronchialerkrankungen, Asthma bronchiale

- ausgeprägte Hypotonie

- AV-Block 2. und 3. Grades, SA-Block, *sick sinus*

Nebenwirkungen

- Bradykardie

- unerwünschte Blutdrucksenkung

- Bronchospasmen, Muskelkrämpfe

- Hypoglykämie

- Benommenheit, Übelkeit

N-Butylscopolamin

Buscopan 10 mg/Drg; 10 mg/Supp; 20 mg/1 ml

Wirkung

Parasympatholytisch: Krampflösende Wirkung auf glatte Muskulatur (Magen-Darm, Gallenblase, ableitende Harnwege, Uterus)

Indikationen

- Krampfartige Beschwerden bei Erkrankungen des Magen-Darm-Traktes, der Gallenwege, der ableitenden Harnwege und des Uterus
- cervikale Dystokie

Allgemeine Hinweise

Verstärkung der Wirkung durch gleichzeitige Gabe von trizyklischen Antidepressiva

Hinweise für die Schwangerschaft

Durch eine Steigerung der kindlichen Herzfrequenz kann eine Bradykardie, die als Zeichen einer Hypoxie auftritt, verschleiert werden.

In der Stillzeit kann Butylscopolamin eingesetzt werden, ohne relevante Nebenwirkungen beim Kind auszulösen.

Dosierung

- 1-2 Supp/die
- max. 10 Drg/die
- mehrmals täglich 1 Amp. i.v./s.c./i.m.

Kontraindikationen

- Engwinkelglaukom
- mechanische Stenosen im Magen-Darm-Trakt
- Tachyarrhythmie

Nebenwirkungen

- Zunahme der Pulsfrequenz bei intravenöser Applikation
- Störung des Akkommodationsvermögens am Auge

Diazepam

Diazemuls 10 mg/2 ml Emulsion
Valium 10 Roche 10 mg/2 ml
Valium MM Roche 10 mg/2 ml

Wirkung

- allosterische Verstärkung der GABA-ergen Inhibition

- anxiolytisch

- sedierend

- antikonvulsiv

- muskelrelaxierend

Indikationen

- adjuvante Therapie bei vorzeitiger Wehentätigkeit zur Relaxierung der Uterusmuskulatur
- zentrale Sedierung bei schwerer Präeklampsie
- Epilepsie
- akute Angst- und Erregungszustände

Allgemeine Hinweise

- Wirkungsverstärkung in Kombination mit zentraldämpfenden Pharmaka oder Alkohol

- beschleunigte Elimination bei gleichzeitiger Gabe von Barbituraten und Rifampicin durch Enzyminduktion

Hinweise für die Schwangerschaft

Diazepam passiert die Placenta gut. **Die Konzentration im kindlichen Blut ist höher als im mütterlichen Blut.** Unter Dauertherapie im letzten Trimenon werden bei Neugeborenen Entzugssyndrome beobachtet. Eine Apnoe des Neugeborenen mit schlaffem Muskeltonus und abgeschwächten Reflexen (*floppy-infant syndrome*) entsteht bei der Gabe von mehr als 20-30 mg unter der Geburt oder bei vorausgegangener

Langzeittherapie mit mehr als 5 mg/d. Sedierung und Trinkstörungen des Neugeborenen können in der Stillzeit auftreten.

Kontraindikationen

- relative Kontraindikation bei höheren Dosen während der Perinatalphase (*floppy-infant syndrome*)
- Ateminsuffizienz
- Allergie gegen Benzodiazepine (Lösungsvermittler!)
- Myasthenia gravis, Ataxie
- Medikamentenabusus (Abhängigkeit)
- unbehandeltes Glaukom
- akute hepatische Porphyrie

Nebenwirkungen

- zentral atemdepressiv
- selten Ikterus mit Leberschädigung
- Verlust von Libido und Potenz, Zyklusstörungen
- unerwünscht starke Sedierung, Benommenheit, Schwäche, Artikulationsstörungen
- psychische Veränderungen
- Abnahme der intellektuellen Leistung
- anterograde Amnesie (abhängig von der Anflutung)
- Nausea, Kopfschmerzen
- Entzugssyndrom nach Langzeittherapie

Dosierung

- *Akute Angst und Erregungszustände*: 2 mg bis zu 20 mg/d oral
- *Status epilepticus*: maximal bis zu 60 mg/d i.v.

Digoxin

Novodigal 0.4 mg/2 ml
Lanitop 0.2 mg/Ampulle

Wirkung

- Zunahme des sarkoplasmatischen Calciums, wahrscheinlich durch Hemmung der membrangebundenen Na^+/K^+-ATPase: positiv inotrop, vor allem am dilatierten Herzen

- Indirekt parasympathomimetisch: reduzierte Depolarisierbarkeit von Sinusknoten und Vorhöfen, Hemmung der AV-Überleitung

Pharmakokinetik

- Wirkungseintritt i.v.: 5 - 20 min, max. nach 4- 6 h

- Wirkungsdauer: 3 - 6 Tage

Indikationen

- Herzinsuffizienz bei Mutter oder Kind

- tachykarde Herzrhythmusstörungen bei Mutter oder Kind

Allgemeine Hinweise

- Wirksame Spiegel: 0.5 - 2.5 ng/ml (bei Neugeborenen 30% höher), Abnahme frühestens 6 h nach der letzten Applikation

- Verminderung der oralen Resorption durch Antacida, Metoclopramid, Neomycin, Aktivkohle

- Erhöhung der oralen Resorption durch Erythromycin und Tetracycline

- Wirkungsverstärkung durch Sympathomimetika, Theophyllin, Calcium (Wirkungsmechanismus) sowie Chinidin, Furosemid, Spironolacton, Calciumantagonisten

- Verstärkung von Bradykardie und AV-Blockierung durch Antiarrhythmika, β-Blocker, Calciumantagonisten

- Verstärkung der Toxizität durch Hypokaliämie (Diuretika, Laxantien), Hypercalcämie, Amphotericin B

- Wirkungsabschwächung durch Aminoglykoside, Thyroxin

Hinweise für die Schwangerschaft

Toxische Effekte auf den Feten sind nicht bekannt.

Dosierung

- prinzipiell individuell dosieren

- Dosis vermindern bei Hypothyreose, Hypokaliämie, Hypercalcämie, Kardiomyopathie

- Dosis erhöhen zur Behandlung supraventrikulärer Tachyarrhythmien und bei Hyperthyreose

- *i.v.* Initialdosis 0,4 mg, insgesamt 0,01 mg/kg·d
  p.o. Initialdosis 0,015 mg/kg·d auf drei Dosen verteilt
  Erhaltungsdosis 0,003 mg/kg· d
  bei nicht dringlicher Therapie mit der Erhaltungsdosis beginnen

Kontraindikationen

- schwere Bradykardie, atrioventrikuläre Erregungsleitungsstörungen, Wolff-Parkinson-White-Syndrom

- geplante Kardioversion

- hypertrophe obstruktive Kardiomyopathie

CAVE:
Hypokaliämie, Hypercalcämie, Myokarditis

Nebenwirkungen

- Herzrhythmusstörungen (ventrikuläre Extrasystolie, AV-Blockierungen)

- EKG: ST-Senkung, T-Negativierung

- ZNS: Kopfschmerzen, Sehstörungen (gestörtes Gelb-Grün-Sehen), Müdigkeit, Halluzinationen, Parästhesien, Krämpfe

- Gastrointestinaltrakt: Übelkeit, Diarrhoe

Dihydralazin

Nepresol 25 mg Trockensubstanz/2 ml
Nepresol/Nepresol forte 25 mg/50 mg Tbl

Wirkung

- Stimulation der Guanylatcyclase und Herabsetzung der myoplasmatischen Aktivator-Ca-Konzentration

- vasodilatatorisch (vorwiegend arteriolär), mehr diastolische als systolische Blutdrucksenkung

- Zunahme der renalen, uterinen und cerebralen Perfusion

Pharmakokinetik

- Wirkungseintritt: nach 3-20 min
- Wirkungsdauer: 2-8 h (wird in der Gefäßwand angereichert)

allgemeine Hinweise

- Tachykardie und Toleranzentwicklung durch Kombination mit β-Rezeptorenblockern vermeidbar

- Wirkungsverstärkung durch Kombination mit Diuretika und anderen Antihypertonika

- Verminderung der Wirkung durch Sympathomimetika und Antidepressiva

- **Inkompatibilität mit Theophyllin, Ampicillin, Hydrocortison, Barbituraten, Verapamil**

- **inkompatibel mit verschiedenen Zuckerlösungen, auch Glucose**

Hinweise für die Schwangerschaft

Dihydralazin ist das Mittel der Wahl bei der akuten Hochdruckkrise. Embryotoxische Wirkungen sind nicht bekannt. Dihydralazin geht nur in geringen Dosen in die Muttermilch über. Thrombopenie beim Feten möglich.

Dosierung

- *Schwangerschaftsinduzierte Hypertonie, Präeklampsie:*
  i.v.: 0,05-0,15 mg/kg·h (Perfusor 50 mg/50 ml 0.9% NaCl; 3,5-10 ml/70 kg·h)
  p.o.: 2-3x tgl. 12,5 mg bis max. 100-150 mg/d (Wirkungseintritt bei oraler Therapie nach 1-2 h)

Kontraindikationen

- hochgradige Tachykardie
- hypertrophe Kardiomyopathie
- Herzklappenstenose

Nebenwirkungen

- reflektorische Tachykardie, Palpitationen, Angina pectoris (ca. 20 % der Patienten)
- Kopfschmerz, *Flush*, verstopfte Nase
- Müdigkeit, Angstzustände
- orthostatische Hypotonie oder Synkope: Therapie dieser Nebenwirkung besser mit Volumen als mit Sympathomimetika
- Natrium-Wasser-Retention (erhöhte Plasma-Reninaktivität)
- gastrointestinale Beschwerden
- Lupus erythematodes bzw. rheumatoide Arthritis gleichende Symptomatik mit Myalgie, Arthralgie, Fieber, IgG-Antikörper, Exanthem (Hydralazin-Syndrom)
- allergische Blutbildungsstörungen

Dopamin

Dopamin Giulini 50 mg/5 ml; 250 mg/50 ml

Dopamin Nattermann 200 mg/5 ml

Wirkung

- dopaminerg: renale und mesenteriale Perfusionssteigerung, koronare Dilatation

- β_1-sympathomimetisch: positiv inotrop, chronotrop, dromotrop und bathmotrop

- α_1-sympathomimet isch: vasokonstriktorisch

- indirekt sympathomimetisch durch Noradrenalin-Freisetzung

Pharmakokinetik

- Wirkungseintritt: sofort
- Wirkungsdauer : 1 - 5 min, dosisabhängig

Indikationen

- Schockzustände
- drohendes Nierenversagen

Allgemeine Hinweise

- Vor Therapiebeginn soll ein bestehendes Volumendefizit ausgeglichen werden.

- Die Wirkung wird durch MAO-Hemmer, Antidepressiva und Diuretika verstärkt.

- Phenytoin antagonisiert die positiv inotrope Wirkung (Interaktion kann zu Bradykardie, Hypotonie und Konvulsionen führen).

- Wirkungsabschwächung durch Neuroleptika und Metoclopramid

- Dopamin sollte über längere Zeit und in höheren Dosen nur über einen zentralvenösen Zugang appliziert werden.

- Bleiben Dosierungen von 25 µg/kg·min ohne Erfolg, sollte auf ein anderes Catecholamin übergegangen werden.

- Erhebliche Tachykardien sind häufig therapiebegrenzend.

- Der Anstieg des linksventrikulären enddiastolischen Druckes wird durch Kombination mit Dobutamin oder Nitroglycerin vermindert.

Hinweise für die Schwangerschaft

Dopamin wird vor allem bei schwerer Präeklampsie mit drohendem Nierenversagen zur Steigerung der renalen Perfusion eingesetzt (niedrige Dosierung).

Dosierung

- 250 mg/50 ml, Perfusor

  - 1,5-4 µg/kg·min : Steigerung der renalen und mesenterialen Perfusion (1,3-3,4 ml/70 kg·h)

  - 3-10 µg/kg·min : im wesentlichen positiv inotrop und chronotrop (2,5-8,4 ml/70 kg·h)

  - 8-25 µg/kg·min : überwiegend vasokonstriktorisch, auch an renalen und mesenterialen Gefäßen (6,7-21 ml/70 kg·h)

Kontraindikationen

  - Phäochromozytom
  - Thyreotoxikose

Nebenwirkungen

  - Tachykardie, Arrhythmien, pectanginöse Beschwerden
  - Übelkeit, Kopfschmerz
  - Hemmung der Prolaktinfreisetzung

Fenoterol

Partusisten 0,025 mg/1 ml; 0,5 mg/10 ml;
5 mg Tabletten

Wirkung

- bevorzugt β_2-sympathomimetisch: tokolytisch, vasodilatatorisch und bronchodilatatorisch

- β_1-sympathomimetisch (in höheren, auch tokolytischen Dosen): positiv chronotrop, inotrop, dromotrop und bathmotrop

Pharmakokinetik

- Bioverfügbarkeit: oral unklar, gute Resorption, aber hoher *first pass* Effekt
  Wirkungseintritt i.v.: sofort
  Wirkungsdauer: 4-8 h, HWZ 7 h

Indikationen

- Hemmung vorzeitiger Wehentätigkeit

- Uterusrelaxation bei äußerer Wendung

- intrauterine Reanimation bei drohender oder bestehender kindlicher Asphyxie

- Uterusrelaxation während Sectio bei Frühgeborenen

- Asthma bronchiale, Status asthmaticus

- zur besseren Uterusperfusion bei Placentainsuffizienz

Allgemeine Hinweise

- *Wirkungs- bzw. Nebenwirkungsverstärkung* durch Sympathomimetika, Antidepressiva, Phenothiazine, Parasympatholytika, Theophyllin, Digitalisglykoside und Inhalationsanästhetika

- *Wirkungsabschwächung* durch β-Rezeptorenblocker

Hinweise für die Schwangerschaft

Ein maternales Lungenödem kann vor allem in Kombination mit Corticosteroiden oder Verapamil (Flüssigkeitsretention und Permeabilitätssteigerung) entstehen. Die Kohlenhydrattoleranz bei Diabetikerinnen wird negativ beeinflußt. Die orale Therapie ist umstritten, da klinische Studien keinen eindeutigen therapeutischen Effekt gezeigt haben. Eine embryotoxische Wirkung ist nicht bekannt.

β_2-Sympathomimetika sind beim Asthma bronchiale der Schwangeren das Mittel der ersten Wahl (für Status asthmaticus und Dauertherapie).

Dosierung

- *Notfalltokolyse:*
  25 µg (1 ml + 4 ml NaCl) innerhalb von 2 min langsam i.v.

- *Dauertokolyse:*
  Perfusor: 0,5 mg (1 Amp.) + 50 ml Glucose 5%: 3-18 ml/h
  Infusomat: 2 mg (4 Amp.) + 500 ml Glucose 5%:
  7-45 ml/h; entspricht einer Maximaldosis von 0,17 mg/h

- *orale Tokolyse:* bis zu 6-8 x 1 Tbl. Partusisten (alle
  3-4 Stunden)

Kontraindikationen

- Amnioninfektionssyndrom

- schwere genitale Blutungen

- Phäochromocytom

- vorzeitige Placentalösung

- Hyperthyreose, massive Hypertonie

- Herzerkrankungen:
  CAVE: Herzklappenstenosen

- Tachyarrhythmien

- pulmonale Hypertonie, beginnendes Lungenödem

➧ **Blutung bei Placenta praevia mit vorzeitiger Wehentätigkeit: keine Kontraindikation**

Nebenwirkungen

- Tachykardie, Palpitationen, Angina pectoris, supraventrikuläre und ventrikuläre Herzrhythmus-störungen

- Blutdruckabfall, Lungenödem, *Flush*, Kopfschmerz

- Unruhe, Tremor, Übelkeit

- Hyperglykämie

- Hypokaliämie

- Lungenödem (passager eingeschränkte Lungenfunktion)

- Hemmung der Prolaktinfreisetzung

- Oligurie durch renale Vasokonstriktion bei hohen Dosen

Furosemid

Lasix 20 mg/2 ml; 40 mg/4 ml; 250 mg/25 ml

Wirkung

- Blockierung des NaCl-Transportes in der Henleschen Schleife (Schleifendiuretikum)

- dadurch Elektrolyt- und Wasserausscheidung

- temporäre Erhöhung des renalen Plasmaflusses

Pharmakokinetik

- Wirkungseintritt i.v.: 2 - 10 min; p.o.: 0,5 - 1 h

- Maximum nach: 1 - 2 h

- Wirkungsdauer i.v.: 2-3 h

Indikationen

- verminderte Diurese bei Präeklampsie nach Beseitigung des Volumenmangels

- akute Herzinsuffizienz, besonders bei Lungenödem

- drohendes oder akutes Nierenversagen, solange noch Restfiltration vorhanden ist

Allgemeine Hinweise

- Dosierung mit Perfusor

- Bei hohen Dosen: Plasmakaliumspiegel bestimmen

- Verstärkung der Oto- und Nephrotoxizität von Aminoglykosid- und Cephalosporinantibiotika

CAVE: Induktion einer Hypokaliämie

- *Wirkungsverstärkung* von Antihypertonika

- *Wirkungsminderung* durch Probenecid, Cyclooxygenasehemmer (Indomethacin), Enzyminduktoren (Phenytoin, Barbiturate)

Hinweise für die Schwangerschaft

Furosemid führt zu einer starken Abnahme des intravasalen Blutvolumens der Mutter und zu einer Verminderung der utero-placentaren Durchblutung. Da Furosemid placentagängig ist, wird die Urinproduktion des Feten gesteigert.

Dosierung

- *Initial* 0,1 - 1 mg/kg, evtl. dreistündlich wiederholen

- Bei *Niereninsuffizienz* ist aufgrund der Beeinträchtigung der aktiven Sekretion ins Tubuluslumen Dosiserhöhung erforderlich.

- *Anurie* (terminales Nierenversagen) initial 250 mg über 1 h; bei Nichtansprechen
  1000 mg/12 h (= Maximaldosis 2 g/d), bei ungenügender Wirkung Dialyse oder Hämofiltration

Kontraindikationen

- prä- und postrenale Anurie

- Niereninsuffizienz durch nephrotoxische Substanzen

- Stillzeit (Dehydratation des Säuglings)

- Porphyrie

Nebenwirkungen

- ototoxisch, reversible Taubheit

- Kopfschmerz

- orthostatische Störungen, Hypovolämie

- Hypokaliämie, Arrhythmien, Muskelkrämpfe

- Hämokonzentration, Thrombosegefahr

- Hypocalcämie, hypochlorämische Alkalose
- allergische interstitielle Nephritis, Hautreaktionen
- Nausea, Diarrhoe
- selten Leukopenie, Thrombopenie
- Hyperglykämie

Glucocorticoide

Prednison: *Decortin* 2551 mg, 5 mg Drg.,
Prednisolon: *Decortin* H 5 mg, 50 mg Tbl.

Wirkung

- s. BETAMETHASON

- relative Potenz der Glucocorticoidwirkung=4 (Hydrocortison=1)

Indikationen

- Autoimmunerkrankungen
- allerg. Reaktionen
- Asthma bronchiale

Allgemeine Hinweise

- s. BETAMETHASON

Hinweise für die Schwangerschaft

Glucocorticoide passieren die Placenta, wobei Prednison und Prednisolon von placentaren Enzymen zu ca. 90% inaktiviert werden (im Gegensatz zu Beta- und Dexamethason). **Daher sollte für die Langzeittherapie bevorzugt Prednison oder Prednisolon eingesetzt werden** (z.B. bei Autoimmunerkrankung). Bei der Induktion der Lungenreifung muß deshalb verständlicherweise ein Glucocorticoid verwandt werden, das nur in geringer Menge durch placentare Enzyme abgebaut wird.

Dosierung

- *Substitutionstherapie*: 15-30 mg Prednisolon mit Dosismaximum zwischen 6 und 8 Uhr morgens, tgl. zusätzlich 0,05-0,1 mg Fluorhydrocortison als synthetisches Mineralocorticoid

- *Nicht-substitutive Therapie*: je akuter, um so höher - je chronischer, um so niedriger.

    Anfangsdosis: 1/2 bis 2 mg Prednisolon/kg KG

    Erhaltungsdosis: 0,3-0,5 mg Prednisolon/kg KG

Kontraindikationen und Nebenwirkungen

- s. BETAMETHASON

Heparin-Natrium

Heparin-Natrium Braun 5.000, 10.000, 20.000 IE/0,5, 1, 2 ml; 25.000 IE/5 ml Durchstichflasche

Liquemin 5.000 IE/0,5 ml; 10.000 IE/1ml oder 20.000 IE/1ml; 25.000 IE/5 ml Ampullenflasche

Wirkung

- polyanionisches (saures) Polysaccharid (MG 6000 - 20000)

- Inhibition von Faktor Xa und Thrombin (*low dose*)
  Inhibition der Faktoren IIa, IXa, Xa, XIa, XIIa, XIIIa, Kallikrein (bei Vollheparinisierung)

- in hoher Dosierung: Thrombozytenaggregations-hemmung bei einer Plasmakonzentration von 3 IE/ml

Pharmakokinetik

- Wirkungseintritt i.v.: ca. 5 min

- Wirkungsdauer: 2 - 4 h

- HWZ: 1 - 5 h, dosisabhängig

Indikationen

- Therapie und Prophylaxe von Thrombosen und Embolien

Allgemeine Hinweise

- Heparinperfusor: Tagesdosis in 50 ml Trägerlösung, 2 ml/h

- Wirkungsverstärkung durch Dextran, Acetylsalicylsäure, Dicumarol, Fibrinolytika, Antihistaminika

- Wirkungsabschwächung bei Antithrombin-III-Mangel

- **Häufige Inkompatibilitäten:** Glucoselösungen, zahlreiche Antibiotika, Morphin, Pethidin, Promethazin, Hydrocortison
Erhöhung der Blutungsneigung in Kombination mit Acetylsalicylsäure, Phenylbutazon, Indomethazin, Clofibrat und Dipyridamol

➡ **Antagonisierung: 1 mg Protaminsulfat oder -chlorid neutralisiert 100 IE Heparin.**

Hinweise für die Schwangerschaft

Aufgrund der Molekülgröße (auch bei niedermolekularen Heparinen) und der Ladungseigenschaften kann Heparin die Placentarschranke nicht passieren. In der SS sind bei Mutter und Kind keine Nebenwirkungen bekannt, deshalb ist Heparin unter den Antikoagulantien das Mittel der Wahl. Bei gerinnungshemmender Langzeittherapie in der SS kann Heparin auch im Wechsel mit Cumarinen eingesetzt werden. Dabei werden im I. Trimenon bis zur 12. SSW Heparin, von der 13.-36. SSW Cumarinderivate und ab der 37. SSW erneut Heparin eingesetzt (embryotoxische Wirkung der Cumarinderivate = Warfarin-Syndrom im I. Trimenon; Gefahr intrakranieller fetaler und auch retroplacentarer Blutung bei Anwendung in der Perinatalphase)

Dosierung

- Zur *Vollheparinisierung* ist eine individuelle Dosierung gemäß PTT und TZ erforderlich. Therapieziel: PTT 3 h nach Therapiebeginn auf das 1,5 - 2 fache erhöht, TZ auf das 2-4 fache erhöht

- *Thrombose, Embolie:* initial 100 IE/kg KG langsam i.v., dann 400-800 IE/kg·d (Perfusor)

- *Thromboseprophylaxe* postoperativ und bei Immobilisation: 200 IE/kg·d i.v.(Perfusor) oder s.c. in zwei oder drei Tagesdosen

Kontraindikationen

Vollheparinisierung:

- hämorrhagische Diathese, schwere Gerinnungsstörungen
- Magen-Darm-Ulcera
- dekompensierter Hypertonus
- bakterielle Endokarditis
- Verdacht auf Malignom mit Blutungsgefahr
- schwere Leber- und Nierenfunktionsstörungen
- Augenoperation
- aktive Tuberkulose
- drohender Abort

Low-dose-Heparinisierung:

- Heparinallergie
- Spinal und Periduralanästhesie
- Verdacht auf Hirnblutung

Nebenwirkungen

- Blutungen (an Punktionsöffnungen und Druckstellen; im Operationsgebiet)
- Allergie
- Thrombozytopenie nach 2-10 Tagen
- Haarausfall (reversibel)
- Hemmung der sauren Leukozytenphosphatase
- Störung der Labormethoden zur Bestimmung von: Lipoproteiden, Prothrombin, Corticosteroiden und Glukose

Hexoprenalin

Tokolysan 0,005 mg/2 ml; 0,025 mg/10 ml

Wirkung

- bevorzugt ß₂-sympathomimetisch: tokolytisch, bronchodilatatorisch, vasodilatatorisch

- gering ß₁-sympathomimetisch

- Selektivitätsquotient Uterus/Herz beträgt 5:1

Pharmakokinetik
- Halbwertzeit 30 min.

Indikationen
- Hemmung vorzeitiger Wehentätigkeit
- Therapie der hypertonen Uterustätigkeit
- Antagonisierung von wehenstimulierenden Mitteln
- intrauterine Reanimation bei *fetal distress* und Asphyxie
- Uterusrelaxation bei äußerer Wendung
- Uterusrelaxation während Sectio bei Frühgeborenen

Allgemeine Hinweise

- *Wirkungs- bzw. Nebenwirkungsverstärkung* durch Sympathomimetika, Methylxanthine

- *Wirkungsabschwächung* durch ß-Rezeptorenblocker

- Da Tokolysan Natriumdisulfit (Desinfiziens) enthält, kann es v.a. bei Bronchialasthma zu Überempfindlichkeitsreaktionen kommen (Erbrechen, Diarrhoe, keuchende Atmung, akuter Asthmaanfall, Bewußtseinsstörungen, Schock).

Hinweise für die Schwangerschaft
Hexoprenalin, vor allem in Kombination mit Corticosteroiden (Lungenreifung), kann ein maternales Lungenödem bewirken. Deshalb sollte während der Gabe beider Medikamente die Flüssigkeitszufuhr eingeschränkt werden.

Bei Behandlung von Diabetikerinnen kann die Kohlenhydrattoleranz negativ beeinflußt werden.

Eine teratogene, mutagene oder kanzerogene Wirkung ist nicht bekannt.

Dosierung
Notfalltokolyse

- 5 g (2 ml Tokolysan pro injectione + 8 ml 0.9% NaCl) innerhalb von 1-2 min i.v. applizieren (Wirkungsdauer
  10-12 min)

Dauertokolyse

- Perfusor: 0,1 mg (4 Amp.) + 10 ml Ringer-Lactat: 3-15 ml/h
- Infusomat: 0,2 mg (8 Amp.) + 420 ml Ringer-Lactat:
  15-75 ml/h

Kontraindikationen

- Amnioninfektionssyndrom
- schwere genitale Blutungen
- toter oder mißgebildeter Fet
- Thyreotoxikose
- maligne / pulmonale Hypertonie
- Myokarditis
- Herzerkrankungen (Cave: Herzklappenstenosen!)
- hypertrophe obstruktive Kardiomyopathie
- schwere Nierenerkrankungen (vorwiegend renale Elimination)
- Engwinkelglaukom

Nebenwirkungen

- Muskelzittern, *Flush*, Kopfschmerzen
- Tachykardie, Palpitationen
- Brustschmerzen
- Erbrechen
- Blutdruckabfall, Lungenödem

Magnesiumsulfat

Mg5-Sulfat Amp 50 % 5 g/10 ml
Mg-5 Longoral Kautabletten 10 mval
Magnesiocardâ Granulat zum Trinken 10 mval
Magnesiocard Tabletten 5 mval
Magnesiocard Kapseln 12,4 mval

Wirkung

- Calcium/Magnesium-Antagonismus am Aktin-Myosin-Komplex: antihyperton und tokolytisch bei Präeklampsie entscheidende Beteiligung an der synaptischen Reizübertragung: Prophylaxe oder Therapie des eklamptischen Krampfanfalls

- Erhöhung der uterinen Perfusion durch Vasodilatation

- Hemmung der Acetylcholinfreisetzung: muskelrelaxierend

- antiarrhythmisch in hohen Dosen

Indikationen

- Präeklampsie bei erhöhter Krampfbereitschaft und Hypertonie
- vorzeitige Wehentätigkeit auch in Kombination mit β-Sympathomimetika
- verminderte placentare Durchblutung
- Herzrhythmusstörung bei Mg-Mangel
- akute Tetanie
- tonisch-klonische Krämpfe

Allgemeine Hinweise

- wirksame Plasmaspiegel 2 - 4 mmol/l (physiologischer Mg-Spiegel: 0,7-0.9 mmol/l)

- Erlöschen des Patellarsehnenreflexes bei 5 mmol/l, Antidot: 1 g Calcium

- auf ausreichende Diurese achten (>50 ml/h)

- erheblicher Blutdruckabfall in Kombination mit Nifedipin

- vor peripher-venöser Applikation auf 20 % verdünnen

Hinweise für die Schwangerschaft

Mg ist placentagängig (maternale = fetale Plasmakonzentration)

Dosierung

- *Eklamptischer Krampfanfall*
  loading dose: 25-50 mg/kg KG sehr langsam i.v. (1,75 - 3,5 g/70 kg)
  danach 10-25 mg/kg·h (Perfusor 25 g/50 ml bei zentralem Venenzugang: 1,4-3,5 ml/70 kg)

- Oral als Begleitmedikation *bei vorzeitiger Wehentätigkeit oder Präeklampsie*: 3x2 Tbl/d

Kontraindikationen

- Niereninsuffizienz

- höhergradiger AV-Block, Schenkelblock

Nebenwirkungen

- Wärmegefühl, *Flush*, Schwitzen, Tremor

- Übelkeit

- Hypotension

- atemdepressiv bei Mg-Plasmaspiegeln ≥ 6 mmol/l

- negativ dromotrop bei Mg-Plasmaspiegeln ≥ 10 mmol/l, diastolischer Herzstillstand ≥ 15 mmol/l

Methylergometrin

Methergin 1ml/0,2 mg Injektionslösung;
1 ml/0,25 mg Tropflösung; 0,125 mg Drg.

Wirkung

- Kontrahierende Wirkung auf den Uterus als Dauerkontraktion
  (Affinität zu β-Adrenorezeptoren)

Indikationen

- Uteruskontraktion nach Cürettagen in der Schwangerschaft oder post partum

- aktive Leitung der Nachgeburtsperiode

- Atoniebekämpfung als Einzelinjektion post partum

- Subinvolutio uteri bei nicht stillenden Müttern

Allgemeine Hinweise

Methylergometrin wirkt spezifisch auf die Uterusmuskulatur (kaum
Einfluß auf die glatte Gefäßmuskulatur)

Hinweise für Schwangerschaft und Stillzeit

Keine Dauertherapie mit Methylergometrin bei stillenden Müttern, da
die Laktation vermindert wird.

Auf Grund der Auslösung von Dauerkontraktionen ist Methylergometrin in der Schwangerschaft (auch unter der Geburt) absolut kontraindiziert.

Dosierung

- Aktive Leitung der *Nachgeburtsperiode*:
  1 ml Methergin i.v. nach der Geburt des Kindes

- *Nach Cürettagen*:
  0,5 ml Methergin i.v. oder 1 ml Methergin i.m.

- *Subinvolutio* bei nicht stillenden Müttern:
  bis zu 3 mal täglich 1 ml Methergin i.m.
  bis zu 3 x 2 Drg täglich

Kontraindikationen

- Schwangerschaft

- Geburt: in der Eröffnungs- und Austreibungsperiode

- Bluthochdruck

- Präeklampsie, Eklampsie

- schwere Leber- und Nierenfunktionsstörungen

- arterielle Verschlußkrankheit

- Sepsis

Nebenwirkungen

- Übelkeit, Erbrechen, Schwindel, Kopfschmerzen

- selten RR-Steigerung und Pulsbeschleunigung

α-Methyldopa

Presinol/ -mite 500, 250 mg/ 125 mg/ 500 mg Tbl.
Methyldopa 250 Stada Tbl., 250 mg

Wirkung

- Methyldopa blockiert vorwiegend zentrale α-Rezeptoren (Dopamin und Noradrenalin werden von den Rezeptoren verdrängt).

- Die hypotensive Wirkung ist vor allem auf die Verminderung des peripheren Widerstandes zurückzuführen.

Pharmakokinetik

- Wirkungseintritt bei oraler Therapie: nach 2-3 Stunden

- Wirkungsdauer: 12 Stunden

Indikationen

- Blutdruckerhöhung besonders im Rahmen einer Präeklampsie

Allgemeine Hinweise

- Unter Dauertherapie tritt bei ca 10% der Patienten ein positiver indirekter Coombs-Test auf.

- Urinproben können sich bei längerem Stehen dunkel färben.

- Trizyklische Antidepressiva, Barbiturate oder Sympathomimetika können die Blutdruckwirkung abschwächen.

Hinweise für die Schwangerschaft

α-Methyldopa ist placentagängig. Eine Dauertherapie vor der 20.SSW kann zu einer Verminderung des Kopfumfanges beim Kind führen. Am Feten können Lethargie, LE-Zell-Phänomene und hämolytische Anämien auftreten. α-Methyldopa geht in geringen Mengen in die Muttermilch über. Berichte über Nebenwirkungen in der Stillzeit liegen nicht vor.

Dosierung

- 3 x tgl. 250 mg bis zu 1,5 g/d

Kontraindikationen

- Angina pectoris, stenokardische Beschwerden
- Phäochromozytom
- akute Lebererkrankungen

Nebenwirkungen

- starke Sedierung zu Therapiebeginn
- Natrium- und Wasserretention
- Schwellung der Nasenschleimhaut und Diarrhöen
- selten: Halluzinationen, Depressionen, extrapyramidale Störungen
- hepatitisartige toxische Leberschädigung 1-4 Wochen nach Therapiebeginn
- LE-Syndrom

Oxytocin

Syntocinon 3 IE/ 10 IE; 3 IE/1 ml, 10 IE/1 ml
Syntocinon Spray 40 IE/1 ml
Orasthin 3 IE/ 10 IE; 3 IE/1 ml, 10 IE/1 ml
Oxytocin-Noury 3 IE/ 10 IE; 3 IE/1 ml, 10 IE/1 ml
Pitocin Buccal 200 IE/Tbl.

Wirkung

- Hypothalamisch gebildetes Oktapeptid

- Wird auf cervikale, vaginale und mamilläre Reize hypophysär sezerniert

- Bindung an uterine Oxytocin-Rezeptoren: Stimulation von Frequenz und Stärke der uterinen Kontraktion

- Abhängig von der Plasmaöstrogenkonzentration steigt die Rezeptorempfindlichkeit zwischen 20. und 40. Woche um das 8-fache an.

- Kontraktion der glatten Muskulatur der Milchdrüsen

Indikationen

- Weheninduktion bei Oxytocinbelastungstest, Geburtseinleitung (Bishop-Score $\geq$ 8) und bei primärer und sekundärer Wehenschwäche

- Förderung der Uterusinvolution

- Förderung der Milchejektion

- antidiuretisch (in hohen Dosen)

allgemeine Hinweise

- Bei hohen Dosen: Elektrolyt-Kontrolle im Plasma

- Verstärkung der Blutdruckerhöhung von Vasokonstriktoren

- Lumbale Periduralanästhesie scheint die reflektorische Oxytocinsekretion auf cervikale und Beckenbodenreize zu unterdrücken.

- Inkompatibel mit Disulfit (Antioxidans)

Hinweise für die Schwangerschaft

Am Uterus mehr als additive Verstärkung der PG-Wirkung. In der Stillzeit besteht keine Kontraindikation.

Dosierung

- *Primäre und sekundäre Wehenschwäche*:
2 mIE/kg/h, Infusomat: 3 IE/250 ml, beginnend mit

- 15 ml/h; Erhöhung in 15-minütigen Abständen um 5 ml/h bis zu maximal 90 ml/h

- *Oxytocinbelastungstest (OBT):*
  wie oben bis zum Erreichen von 3 Wehen in 10 min, dann Stop
  Gesamtdauer: üblicherweise ca. 30 min

➡ **Bei Oxytocingabe kontinuierliche CTG-Kontrolle!**

- *Postpartal zur Uteruskontraktion nach Sectio*:
  1-2 mal 5 IE i.v. und 10 IE/1000 ml Basislösung über 12 Stunden
  bei Amnioninfektionssyndrom doppelte Dosierung!

- *Zur Stimulation der Laktation*: 5 x tgl 4 IE nasal

Kontraindikationen

- kindliche Asphyxie

- Placentainsuffizienz

- geburtsunmögliche Lage, Geburtshindernis

➡ **Vorsichtige Anwendung bei Z.n.Sectio!**

Nebenwirkungen

- Wehensturm mit Dauerkontraktion des Uterus: Gefahr fetaler Hypoxie, Uterusruptur

- Wasserretention: hypoosmolares Koma, Krämpfe

- Hypotension, Reflextachykardie (b. hohen Dosen)

- neonatale Hyperbilirubinämie

Paracetamol

Benuron 125/250/500/1000 mg/Supp.; 500 mg/Tbl.;
4 g/100 ml Saft
Enelfa 125/250/500 mg/Supp.; 500 mg/Tbl.; 2 g/100 ml Saft

Wirkung

- analgetische und antipyretische Wirkung über direkten Angriffspunkt im Hypothalamus

Indikationen

- Fieber und Schmerzzustände

Allgemeine Hinweise

- Minderung der oralen Bioverfügbarkeit durch Metoclopramid

- Enzyminduktoren (Antiepileptika, Alkohol, Bromoprid, Rifampicin, Barbiturate) erhöhen durch schnellere Metabolisierung die Toxizität.

- Wirkungsverstärkung durch Antidepressiva, Salicylamid, Dextropropoxyphen, kompetitive Muskelrelaxantien

Hinweise für die Schwangerschaft

In der SS ist Paracetamol Analgetikum und Antipyretikum der ersten Wahl. Paracetamol ist placentagängig. Es gibt jedoch keine Hinweise auf toxische Effekte bei Mutter oder Kind. Geringe Mengen gehen in die Muttermilch über. In der Stillperiode sollte die analgetische Dosis auf 1g/Tag beschränkt bleiben.

Dosierung

- analgetisch, antipyretisch 15 mg/kg bis max. 3 g/Tag

Kontraindikationen

- relativ: Leberfunktionsstörungen und Niereninsuffizienz

Nebenwirkungen

- bei akuter Überdosierung:
  Leberschädigung mit Leberzellnekrosen

- Nierenschädigung

- allergische Reaktionen mit
  Bronchospasmus
  Thrombozytopenie

Leukopenie
Agranulozytose

Pethidin

Dolantin 50 mg/1 ml; 100 mg/2 ml

Wirkung

- Stimulation zentraler und spinaler Opioidrezeptoren

- analgetische Potenz 0.1 (Morphin=1)

- sedierend

- Euphorie (ca 20 %), selten Dysphorie

- atemdepressiv (=Morphin)

Pharmakokinetik

- Wirkungseintritt: i.v. nach wenigen Minuten, i.m. nach 15 Minuten

- HWZ: 2-4 h

- Verlängerung der Halbwertszeit bei schwerer Leberfunktionseinschränkung

Indikationen

- schmerzhafte Wehentätigkeit bei Rigidität und Spasmen des Muttermundes

- Spasmen des Magen-Darm-Traktes, der abführenden Gallenwege und des Urogenitalsystemes

- postoperative Schmerzen

Allgemeine Hinweise

- Tageshöchstverschreibungsmenge für Patienten auf BTM-Rezepten: Dolantin 50 mg Amp Nr. 20, Dolantin 100 mg Amp Nr. 10

- Für Stationsbedarf keine Höchstmenge

- Sedierung und Atemdepression werden durch zentral wirkende Analgetika, Phenothiazine, Sedativa und Alkohol verstärkt.

- Interaktion mit MAO-Hemmern: Erregungszustände

- Enzyminduktoren beschleunigen die Elimination

- Antagonist Naloxon, auch partielle Agonisten (Pentazocin) heben die Wirkung auf.

- Lokale Reizung bei i.m. Applikation, Bildung von Fibromen

Hinweise für die Schwangerschaft
Pethidin geht in der SS ungehindert auf den Feten über und erreicht dort höhere Konzentrationen als im mütterlichen Serum (verminderte Stoffwechselleistung beim Neugeborenen mit verzögertem Abbau, HWZ von Pethidin ca. 20 Stunden).

➥ **Beachte: bei Anwendung unter der Geburt evtl. Atemdepression beim Neugeborenen. Beherr-schung neonataler Reanimation erforderlich. Naloxon (Narcanti neonatal) als Antidot**

Der Einsatz bei Frühgeburten sollte wegen der atemdepressorischen Wirkung vermieden werden. Die geringe Stimulation der Wehen hat keinen Einfluß auf den Uterus-tonus. Pethidin geht nur in geringen Mengen in die Muttermilch über. Nebenwirkungen beim Kind wurden bei normaler Dosierung nicht beobachtet.

Opiat-Abhängigkeit in der Schwangerschaft
Ein Entzug in der SS führt gehäuft zu Aborten bzw. Frühgeburten. Eine Umstellung auf Methadon und eine Dosisreduzierung auf 40 mg/d ist anzustreben.
Bei Kindern von opiatabhängigen Müttern treten ca. 1-3 Tage nach der Geburt akute Entzugserscheinungen auf. Therapie des Entzugssyndroms bei Neugeborenen mit Chlorpromazin, Morphintropfen und Diazepam.

Dosierung

- *In der Geburtshilfe*: max. 50-100 mg (i.m.) bis spätestens 3 Stunden vor der Geburt

- *Postoperative Analgesie:* 0,5-1,5 mg/kg KG langsam i.v., etwa dreistündlich

Kontraindikationen

- eingeschränkte Atemfunktion ohne Überwachung
- Hypothyreose
- Hypovolämie
- kurzes Intervall (bis zu 3 Stunden) vor der Entbindung

Nebenwirkungen

- Die Nebenwirkungen von Pethidin sind in äquianalgetischen Dosen denen von Morphin gleich, Ausnahme: spasmogene Wirkung.
- zentrale Atemdepression, dosisabhängig
- Sedierung, Benommenheit
- In hohen Dosen sind Exzitationsphänomene durch den Metabolit Normeperidine möglich (HWZ 15-20 h).
- Miosis, Dämpfung des Cornealreflexes
- Übelkeit, Erbrechen
- Obstipation bzw Harnretention (im Gegensatz zu anderen Morphinderivaten klinisch nicht relevant)
- geringe Tachykardie, orthostatische Hypotension
- Histaminfreisetzung: Bronchospasmus
- geringe Tonuserhöhung im Gastrointestinaltrakt
- endokrinologische Veränderungen: Libido-, Potenz- und Zyklusstörungen

Prostaglandine

Dinoproston *Minprostin E₂* Vaginaltabletten 3 mg;
0,5 ml/5mg; 0,75 ml/0,75 mg
Prepidil Gel Fertigspritze 2,5 ml/0,5mg
Cerviprost Fertigspritze 0,5mg
Dinoprost *Minprostin F2α* 1 ml/5 mg
Sulproston *Nalador 100* 1 Amp/100 µg,
Nalador 500 1 Amp/500 µg

Wirkung

- Wehenauslösung und Cervixreifung durch Auslösung von Kontraktionen an der Uterusmuskulatur, Auflockerung der kollagenen Cervixfasern und Veränderung der Cervixgrundsubstanz

- Stimulation der glatten Muskulatur (ohne Gefäßmuskulatur) periphere Vasodilatation (PGE₂)

- Stimulation der Reninfreisetzung

- Offenhalten des Ductus arteriosus botalli in utero

- Förderung entzündlicher Reaktionen

Indikationen

- Geburtseinleitung bei
  Übertragung, Präeklampsie, Placentainsuffizienz, vorzeitigem Blasensprung, Diabetes mellitus, Rhesusinkompatibilität, intrauterinem Fruchttod, kindlichen Mißbildungen
- Atonische Nachblutung oder drohende Atonie
- Abortinduktion bei intakter Schwangerschaft oder *missed abortion*
- Vor instrumenteller Ausräumung bei Blasenmolen

Allgemeine Hinweise

- In niedriger Dosierung:
  PGE₂ zur Geburtseinleitung

- In hoher Dosierung:
  PGE₂ zur Abortinduktion im 2. Trimenon und Geburtseinleitung bei intrauterinem Fruchttod
  PGF₂α zur Behandlung der atonischen Nachblutung
  Sulproston zur Abortinduktion im 2. Trimenon und zur Geburtseinleitung bei intrauterinem Fruchttod

- Bei der i.v. Anwendung von PGF₂α muß eine engmaschige Kontrolle von Atmung und Kreislauffunktionen erfolgen

Hinweise für die Schwangerschaft

ÜBERWACHUNG
Nach PG-Vaginaltabletten: CTG nach 2 Stunden, dann 2-bis 3- stündlich
Nach PG-Gel: CTG über 2 Stunden, dann 2 stündlich

Bei Überdosierung enstehen ein erhöhter uteriner Basaltonus und eine hypertone Wehentätigkeit. Dies kann durch intravenöse Fenoterolgabe ausgeglichen werden. Nach PG-Applikation ist die Acidoserate bei Risikogeburten gegenüber Normalgeburten erhöht.

Bei Zustand nach Sectio besteht bei PG-Applikation Uterusrupturgefahr! PG-Gel intracervikal nur nach strenger Indikationsstellung, keine PG-Tablette.

Bei allergischem Asthma kann eine anaphylaktoide Reaktion ausgelöst werden.

Dosierung

s. Kap. GEBURTSEINLEITUNG Seite 139 , INTRAUTERINER FRUCHTTOD Seite 229 , ATONISCHE NACHBLUTUNG Seite 213

Kontraindikationen

- Lageanomalien
- V.a. Mißverhältnis
- Asthma bronchiale, Glaukom, Colitis ulcerosa, akute Thyreotoxikose

- Infektion

- vorausgegangene Sectio bzw. Uterusoperation

- drohende oder bestehende kindliche Asphyxie

Nebenwirkungen

- Erhöhung der Herzfrequenz, Blutdruckabfall (PGE_2), Blutdruckanstieg

- Bronchokonstriktion

- Erhöhung der Körpertemperatur um ca 0,5 °C

- Tremor, Hitzewallungen

- Erhöhung des intraoculären Druckes ($PGF_2\alpha$)

- Übelkeit, Erbrechen, Diarrhoe

- Induktion von Dauerkontraktionen

- Induktion eines Lungenödems durch pulmonale Hypertonie

Zidovudin (auch AZT = Azidothymidin)

Retrovir　Kapseln 100 mg/250 mg
Retrovir　i.v. Infusionskonzentrat 20 ml mit 200 mg
Retrovir　Lösung 5 ml mit 50 mg

Wirkung

- interagiert als thymidin-ähnliche Substanz mit der reversen Transkriptase von HIV und hemmt somit die Virusreplikation

- auch Hemmung der cellulären α-DNA Polymerase jedoch erst in 100-fach höherer Dosierung als für die Hemmung der reversen Transkriptase nötigen Dosierung

Indikationen

- Therapie der fortgeschrittenen HIV-Infektion z.B. AIDS, ARC in der Schwangerschaft

- HIV-Infektion in der Schwangerschaft mit schnell abfallender CD4 Zellzahl unter 200/µl

- zur vertikalen Transmissionsprophylaxe nach Proto-koll ACTG 076 ab der 24.SSW (s. Kap. HIV-INFEKTION UND SCHWANGERSCHAFT Seite 106)

Allgemeine Hinweise

- regelmäßige Blutbildkontrollen durchführen wegen evt. auftretender Anämie, Neutropenie oder Granulozytopenie

Hinweise für die Schwangerschaft

Tierstudien an Ratten und Mäusen in einer ca. 20-fach höheren Dosierung, als bei der schwangeren Frau, haben keine erhöhte Teratogenität gezeigt. Prospektive Studien an schwangeren Frauen liegen nicht vor. Kinder von Frauen, die aus mütterlicher Indikation Zidovudin in der Schwangerschaft erhalten haben zeigten lediglich leichte Blutbildveränderungen, wie Anämie oder Leukopenie, die spontan reversibel waren. Wegen der un-eingeschränkten Plazentapassage von Zidovudin und fehlender prospektiver Untersuchungen mit Langzeitbeobachtungen sollte eine Therapie im ersten Trimenon vermieden werden.

Aus Längsschnittstudien ist bekannt, daß eine Resistenzentwicklung auf Zidovudin bereits nach 25 Tagen eintritt. Das würde bedeuten, daß bei einer prophylaktischen Gabe die Mutter und das Kind resistente Stämme von HI-Viren aufweisen und eine später notwendige Therapie mit Zidovudin evt. nutzlos wäre.

Dosierung

- *aus mütterlicher Indikation:* bei asymptomatischen Patientinnen mit CD4 Zellzahl < 200/µl initial 500 mg/d bis zu 1500 mg/d

- *zur Transmissionsprophylaxe laut Protokoll ACTG 076:* (s. Kap. HIV-INFEKTION UND SCHWANGERSCHAFT Seite 106)

Kontraindikationen

- neutrophile Granulozyten < 750 µl

- Hämoglobin < 7,5 g/dl

Nebenwirkungen

- Blutbildveränderungen: Anämie, Leukopenie, Neutropenie, Panzytopenie oder isolierte Thrombozytopenie

- Laktatazidose

- Hepatomegalie mit Steatose

- Erhöhung der Leberenzyme und des Bilirubins

- Pankreatitis

- Pigmentierung der Nägel, Haut und Schleimhäute

- allgemeins Symptomie wie Übelkeit, Temperaturerhöhung, Kopfschmerzen, Myalgie, Verdauungsbeschwerden

4.2 Flußdiagramme

Fetale Erythroblastose

Bei allen Schwangeren im Rahmen der Erstvorstellung:

- Blutgruppenbestimmung
- Screening auf atypische Antikörper

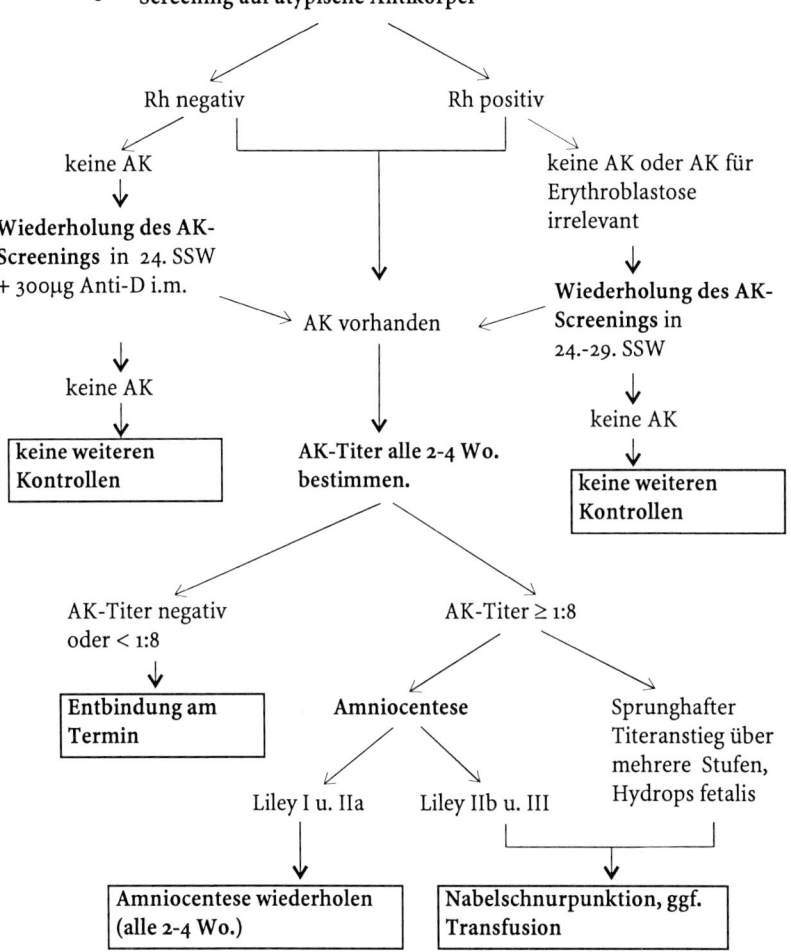

Übertragung

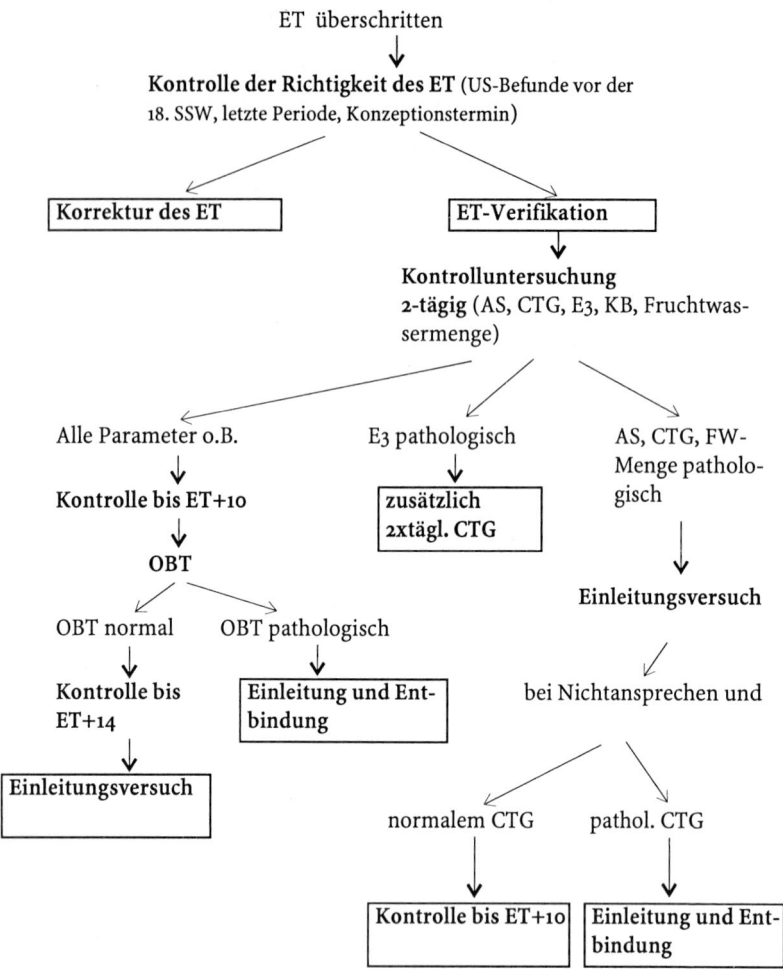

ET überschritten

↓

Kontrolle der Richtigkeit des ET (US-Befunde vor der
18. SSW, letzte Periode, Konzeptionstermin)

| Korrektur des ET | | ET-Verifikation |

**Kontrolluntersuchung
2-tägig** (AS, CTG, E3, KB, Fruchtwassermenge)

Alle Parameter o.B.

↓

Kontrolle bis ET+10

↓

OBT

OBT normal   OBT pathologisch

↓   ↓

**Kontrolle bis   Einleitung und Ent-
ET+14   bindung**

↓

Einleitungsversuch

E3 pathologisch

↓

zusätzlich
2xtägl. CTG

AS, CTG, FW-
Menge patholo-
gisch

↓

Einleitungsversuch

bei Nichtansprechen und

normalem CTG   pathol. CTG

↓   ↓

Kontrolle bis ET+10   Einleitung und Entbindung

Fetale Wachstumsretardierung

Definition

- Präpartal
  Diskrepanz von 2 Wochen zwischen errechnetem Gestationsalter und fetometrischen Daten in der Ultraschalldiagnostik

  Differentialdiagnostisch muß vor der Diagnose
  "Wachstumsretardierung" eine Fehlberechnung
  des Gestationsalters ausgeschlossen werden.
  (Früh-Ultraschall, letzte Periode, Konzeptionstermin)

- Postpartal
  Geburtsgewicht <10. (leichte Retardierung) bzw.
  <3. Percentile (schwere Retardierung)

Frühe Wachstumsretardierung (<24. SSW)

↓

stets als schwere Retardierung zu werten

↓

- Erweiterte Ultraschall-Diagnostik

  Beurteilung von:

  - inneren Organen
  - Skelettmaßen
  - biophysikalischem Profil
  - Placenta und Nabelschnur
  - Fruchtwassermenge

- Chromosomenanalyse

Späte Wachstumsretardierung (≥24. SSW)

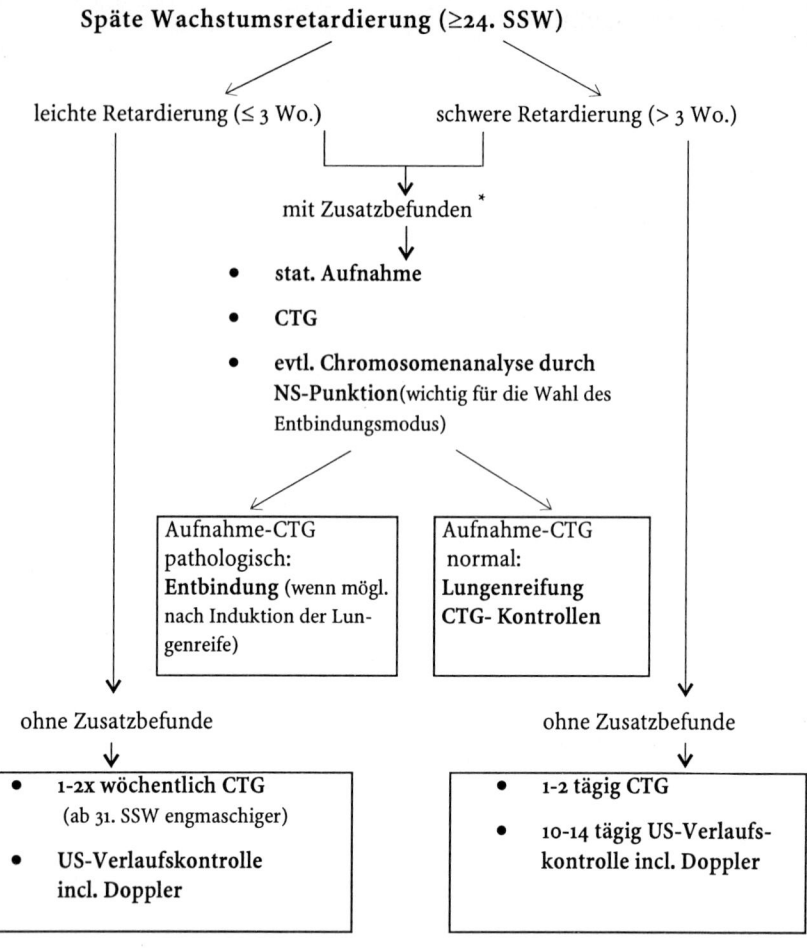

leichte Retardierung (≤ 3 Wo.)   schwere Retardierung (> 3 Wo.)

mit Zusatzbefunden *

- stat. Aufnahme
- CTG
- evtl. Chromosomenanalyse durch NS-Punktion (wichtig für die Wahl des Entbindungsmodus)

Aufnahme-CTG pathologisch:
Entbindung (wenn mögl. nach Induktion der Lungenreife)

Aufnahme-CTG normal:
Lungenreifung
CTG- Kontrollen

ohne Zusatzbefunde

- 1-2x wöchentlich CTG (ab 31. SSW engmaschiger)
- US-Verlaufskontrolle incl. Doppler

ohne Zusatzbefunde

- 1-2 tägig CTG
- 10-14 tägig US-Verlaufskontrolle incl. Doppler

* Typische Zusatzbefunde sind
- Oligohydramnion
- Wachstumsstillstand
- nachlassende Kindsbewegungen
- pathologischer Doppler mit diast. Block der A. umbilicalis
- Zeichen der Präeklampsie

Entbindungsmodus Gemini

Gemini < 32. SSW

Risikofaktoren für vaginale Entbindung:

- ein Geminus < 1500 g

- Gewichtsdifferenz der Gemini > 500 g

Beachte bei Entscheidung für den Zeitpunkt der Entbindung: Gemini sind 2-3 Wochen früher lungenreif!

unabhängig von den
Kindslagen

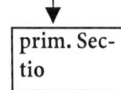

prim. Sectio

Gemini ≥32. SSW

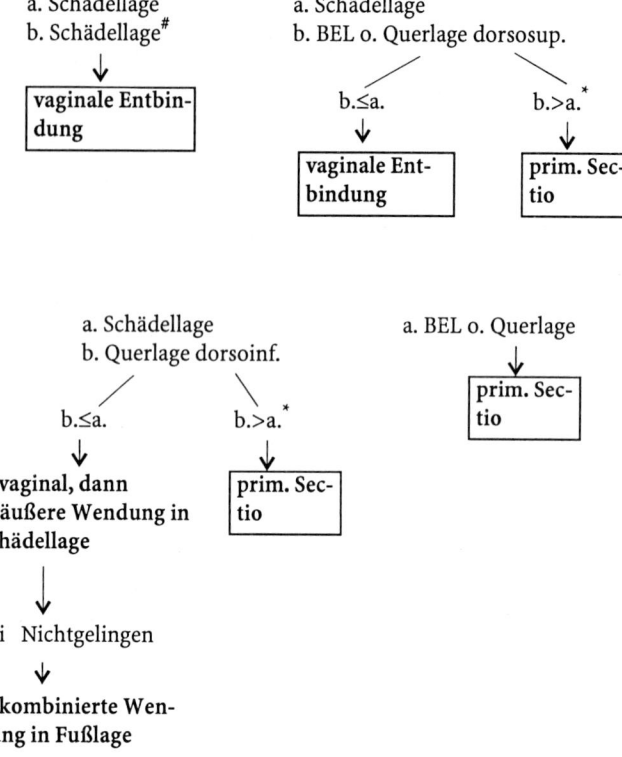

a. Schädellage
b. Schädellage#

→

vaginale Entbindung

a. Schädellage
b. BEL o. Querlage dorsosup.

b.≤a.

→

vaginale Entbindung

b.>a.*

→

prim. Sectio

a. Schädellage
b. Querlage dorsoinf.

b.≤a.

→

a. vaginal, dann
b. äußere Wendung in Schädellage

↓

bei Nichtgelingen

↓

b. kombinierte Wendung in Fußlage

↓

Extraktion

b.>a.*

→

prim. Sectio

a. BEL o. Querlage

↓

prim. Sectio

#a. = erster Geminus; b. = zweiter Geminus
*> sonographisch geschätzte Gewichtsdifferenz > 500 g

Schwere Blutung pp

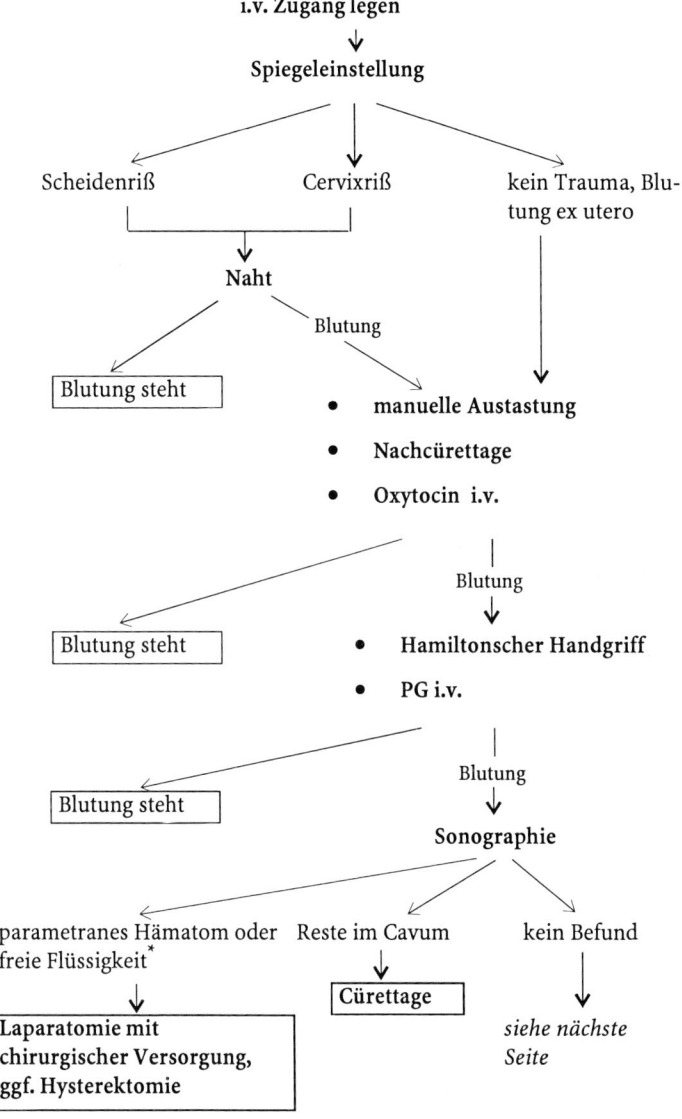

i.v. Zugang legen
↓
Spiegeleinstellung

Scheidenriß   Cervixriß   kein Trauma, Blutung ex utero

Naht

Blutung steht

Blutung

- manuelle Austastung
- Nachcürettage
- Oxytocin i.v.

Blutung steht

Blutung

- Hamiltonscher Handgriff
- PG i.v.

Blutung steht

Blutung
↓
Sonographie

parametranes Hämatom oder freie Flüssigkeit*   Reste im Cavum   kein Befund

Laparatomie mit chirurgischer Versorgung, ggf. Hysterektomie

Cürettage

siehe nächste Seite

*kein sonogr. Befund bei
persistierender Blutung.*

↓

- **PG intramural durch die Bauchdecke unter sonographischer Sicht**

oder

- **Tamponade des Uterus mit PG-getränk-
tem Tuch**

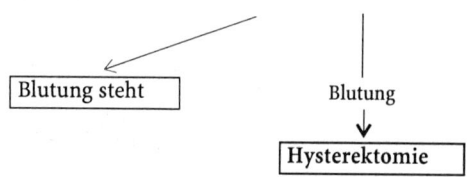

| Blutung steht | Blutung |

Hysterektomie

*Parametrane Hämatome sind Folgen eines hohen Cervixrisses,
der in der Spiegeleinstellung verborgen bleiben kann.
Bei Ruptur des Uterus gelangt freie Flüssigkeit in die Bauchhöhle.

4.3. Literatur

EMPFOHLENE NACHSCHLAGEWERKE

Käser O, Friedberg V, Ober KG, Thomsen K, Zander J (Hrsg). Gynäkologie und Geburtshilfe, Bd. II., 2. Auflage, Thieme, Stuttgart, 1981

Knörr K, Knörr-Gärtner H, Beller FK, Lauritzen C. Geburtshilfe und Gynäkologie. 3. Auflage. Springer, Berlin, Heidelberg, New York, 1989

Niswander KR (ed.). Manual of Obstetrics. Little, Brown and Company, Boston, Toronto, 1987

Pschyrembel W, Dudenhausen JW. Praktische Geburtshilfe und geburtshilfliche Operationen. 16. Aufl., Walter de Gruyter, Berlin, 1989

Scott JR, DiSaia PJ, Hammond CB, Spellacy WN (eds). Danforth's Obstetrics and Gynecology, 6th ed., Lippincott, London, 1990

ÄUSSERE WENDUNG

Brocks V, Philipsen T, Secher NJ. A randomized trial of external cephalic version with tocolysis in late pregnancy. Br J Obstet Gynaecol 91:653-56, 1984

Dyson DC, Ferguson JE 2d, Hensleigh P. Antepartum external cephalic version under tocolysis. Obstet Gynecol 67:63-68, 1986

Egge T, Schauberger C, Schaper A. Dysfunctional labor after external cephalic version. Obstet Gynecol 83:771-773, 1994

External cephalic version [editorial]. Lancet 2:385, 1984

Fortunato SJ, Mercer LJ, Guzick DS. External cephalic version with tocolysis: Factors associated with success. Obstet Gynecol 72:59-62, 1988

Hofmayr GJ, Sonnendecker EW. Cardiotocographic changes after external cephalic version. Br J Obstet Gynaecol 90:914-18, 1983

Ranney B. The gentle art of external cephalic version. Am J Obstet Gynecol 116:239-51, 1973

AMNIOCENTESE UND CHORIONZOTTENBIOPSIE

Boehm FH, Salyer SL, Dev VG, Reed GW. Chorionic villus sampling: quality control—a continuous improvement model. Am J Obstet Gynecol 168:1766-1775, 1993

Brambati B, Lanzani A, Tului L. Transabdominal and transcervical chorionic villus sampling: Efficiency and risk evaluation of 2,411 cases. Am J Med Genet 35:160-64, 1990

Callen DF, Korban G, Dawson G, Gugasyan L, Krumins EJ, Eichenbaum S, Petrass J, Purvis-Smith S, Smith A, den Dulk G, Martin N. Extra embryonic/fetal karyotypic discordance during diagnostic chorionic villus sampling. Prenat Diagn 8:453-60, 1988

Cuckle HS, Wald NJ, Thompson SG. Estimating a woman's risk of having a pregnancy associated with Down's syndrome using her age and serum alpha-fetoprotein level. Br J Obstet Gynaecol 94:387-402, 1987

Evans MI, Drugan A, Koppitch FC, Zador IE, Sacks AJ, Sokol RJ. Genetic diagnosis in the first trimester: The norm for the 1990s. Am J Obstet Gynecol 160:1332-39, 1989

Furhmann W. Impact, logistics and prospects of traditional prenatal diagnosis. Clin Genet 36:378-85, 1989

Goldberg JD, Porter AE, Golbus MS. Current assessment of fetal losses as a direct consequence of chorionic villus sampling. Am J Med Genet 35:174-77, 1990

Hunter A. False-positive and false-negative findings on chorionic villus sampling [letter]. Prenat Diagn 8:475, 1988

Ledbetter DH, Martin AO, Verlinsky Y, Pergament E, Jackson L, et al. Cytogenetic results of chorionic villus sampling: High success rate and diagnostic accuracy in the United States collaborative study. Am J Obstet Gynecol 162:495-501, 1990

Leschot NJ, Wolf H, Weening GH. False negative findings at third trimester chorionic villus sampling (C.V.S.). Clin Genet 34:204-05, 1988

Multicentre randomised clinical trial of chorion villus sampling and amniocentesis. First report. Canadian Collaborative CVS-Amniocentesis Clinical Trial Group. Lancet 1:1-6, 1989

Murken JD (Hrsg). Pränatale Diagnostik und Therapie. Enke, Stuttgart, 1987

Nisani R, Chemke J, Voss R, Appelman Z, Caspi B, Lewin A, Dar H, Reiter A. The dilemma of chromosomal mosaicism in chorionic villus sampling - 'direct' versus long-term cultures. Prenat Diagn 9:223-26, 1989

Rhoads GG, Jackson LG, Schlesselman SE, de la Cruz FF, Desnick RJ, et al. The safety and efficacy of chorionic villus sampling for early prenatal diagnosis of cytogenetic abnormalities. N Engl J Med 320:609-17, 1989

Simpson JL, Mills JL, NICHD Diabetes in Early Pregnancy Project. Methodological problems in determining fetal loss rates: Relevance to chorionic villi sampling. In: M. Fraccaro et al (eds). First Trimester Fetal Diagnosis. Springer, Berlin, Heidelberg, 1985, pp 321-33

Tabor A. Genetic amniocentesis - indications and risks. Dan Med Bull 35:520-37, 1988

AMNIONINFEKTIONSSYNDROM

Altshuler G, Hyde S. Clinicopathologic considerations of fusobacteria chorioamnionitis. Acta Obstet Gynecol Scand 67:513-17, 1988

Amon E, Lewis SV, Sibai BM, Villar MA, Arheart KL. Ampicillin prophylaxis in preterm premature rupture of the membranes: A prospective randomized study. Am J Obstet Gynecol 159:539-43, 1988

Azziz R, Cumming J, Naeye R. Acute myometritis and chorioamnionitis during cesarean section of asymptomatic women. Am J Obstet Gynecol 159:1137-39, 1988

Bek KM, Nielsen FR, Qvist I, Rasmussen PE, Tobiassen M. C-reactive protein (CRP) and pregnancy. An early indicator of chorioamnionitis. A review. Eur J Obstet Gynecol Reprod Biol 35:29-33, 1990

Bone RC. Sepsis, the sepsis syndrome, multi-organ failure: a plea for comparable definitions [editorial] [see comments]. Ann Intern Med 114:332-333, 1991

Broekhuizen FF, Gilman M, Hamilton PR. Amniocentesis for gram stain and culture in preterm premature rupture of the membranes. Obstet Gynecol 66:316-21, 1985

Chorioamnionitis: Cause or effect? [editorial]. Lancet 1:362, 1989

Dinsmoor MJ, Gibbs RS. Previous intra-amniotic infection as a risk factor for subsequent peripartal uterine infections. Obstet Gynecol 74:299-301, 1989

Easterling TR, Garite TJ. Fusobacterium: Anaerobic occult amnionitis and premature labor. Obstet Gynecol 66:825-28, 1985

Feinstein SJ, Vintzileos AM, Lodeiro JG, Campbell WA, Weinbaum PJ, Nochimson DJ. Amniocentesis with premature rupture of membranes. Obstet Gynecol 68:147-52, 1986

Ferguson MG, Rhodes PG, Morrison JC, Puckett CM. Clinical amniotic fluid infection and its effect on the neonate. Am J Obstet Gynecol 151:1058-61, 1985

Fischbach F. Genitale Infektionen und Schwangerschaftsverlauf. In: A. Bolte, H.W. Eibach (Hrsg). Genitale Infektionen. Steinkopff, Darmstadt 1990, S. 175-78

Gibbs RS, Dinsmoor MJ, Newton ER, Ramamurthy RS. A randomized trial of intrapartum versus immediate postpartum treatment of women with intra-amniotic infection. Obstet Gynecol 72:823-28, 1988

Gilstrap LC, Bawdon RE, Burris J. Antibiotic concentration in maternal blood, cord blood, and placental membranes in chorioamnionitis. Obstet Gynecol 72:124-25, 1988

Gilstrap LC, Leveno KJ, Cox SM, Burris JS, Mashburn M, Rosenfeld CR. Intrapartum treatment of acute chorioamnionitis: Impact on neonatal sepsis. Am J Obstet Gynecol 159:579-83, 1988

Gilstrap LC, Cox SM. Acute chorioamnionitis. Obstet Gynecol Clin North Am 16:373-79, 1989

Graeff H, Fischbach F. Infektionsrisiken bei unzeitigem Blasensprung. Arch Gynecol 238:234-40, 1985

Guzick DS, Winn K. The association of chorioamnionitis with preterm delivery. Obstet Gynecol 65:11-16, 1985

Hager WD, Pascuzzi M, Vernon M. Efficacy of oral antibiotics following parenteral antibiotics for serious infections in obstetrics and gynecology. Obstet Gynecol 73:326-29, 1989

Hardt NS, Kostenbauder M, Ogburn M, Behnke M, Resnick M, Cruz A. Influence of chorioamnionitis on long-term prognosis in low birth weight infants. Obstet Gynecol 65:5-10, 1985

Hauth JC, Gilstrap LC, Hankins GD, Connor KD. Term maternal and neonatal complications of acute chorioamnionitis. Obstet Gynecol 66:59-62, 1985

Hillier SL, Martius J, Krohn M, Kiviat N, Holmes KK, Eschenbach DA. A case-control study of chorioamnionic infection and histologic chorioamnionitis in prematurity. N Engl J Med 319: 972-78, 1988

Ismail MA, Zinaman MJ, Lowensohn RI, Moawad AH. The significance of C-reactive protein levels in women with premature rupture of membranes. Am J Obstet Gynecol 151:541-44, 1985

Kirshon B, Moise KJ, Wasserstrum N. Effect of acetaminophen on fetal acid-base balance in chorioamnionitis. J Reprod Med 34:955-59, 1989

Lopez Bernal A, Hansell DJ, Canete Soler R, Keeling JW, Turnbull AC. Prostaglandins, chorioamnionitis and preterm labour. Br J Obstet Gynaecol 94:1156-58, 1987

Martius J, Eschenbach DA. The role of bacterial vaginosis as a cause of amniotic fluid infection, chorioamnionitis and prematurity - a review. Arch Gynecol Obstet 247:1-13, 1990

Mercer BM, Ramsey RD, Sibai BM. Prenatal screening for group B Streptococcus. I. Impact of antepartum screening on antenatal prophylaxis and intrapartum care. Am J Obstet Gynecol 173:837-841, 1995

Mercer BM, Ramsey RD, Sibai BM. Prenatal screening for group B Streptococcus. II. Impact of antepartum screening and prophylaxis on neonatal care. Am J Obstet Gynecol 173:842-846, 1995

Morales WJ. The effect of chorioamnionitis on the developmental outcome of preterm infants at one year. Obstet Gynecol 70:183-86, 1987

Mueller-Heubach E, Rubinstein DN, Schwarz SS. Histologic chorioamnionitis and preterm delivery in different patient populations. Obstet Gynecol 75:622-26, 1990

Newton ER, Prihoda TJ, Gibbs RS. Logistic regression analysis of risk factors for intra-amniotic infection. Obstet Gynecol 73:571-75, 1989

Perkins RP, Zhou SM, Butler C, Skipper BJ. Histologic chorioamnionitis in pregnancies of various gestational ages: Implications in preterm rupture of membranes. Obstet Gynecol 70:856-60, 1987

Potkul RK, Moawad AH, Ponto KL. The association of subclinical infection with preterm labor: The role of C-reactive protein. Am J Obstet Gynecol 153:642-45, 1985

Quinn PA, Butany J, Taylor J, Hannah W. Chorioamnionitis: Its association with pregnancy outcome and microbial infection. Am J Obstet Gynecol 156:379-87, 1987

Redline RW, Abramowsky CR. Clinical and pathologic aspects of recurrent placental villitis. Hum Pathol 16:727-31, 1985

Romero R, Emamian M, Quintero R, Wan M, Hobbins JC, Mitchell MD. Amniotic fluid prostaglandin levels and intra-amniotic infections [letter]. Lancet 1:1380, 1986

Romero R, Emamian M, Quintero R, Wan M, Hobbins JC, Mazor M, Edberg S. The value and limitations of the Gram stain examination in the diagnosis of intraamniotic infection. Am J Obstet Gynecol 159:114-19, 1988

Romero R, Quintero R, Oyarzun E, Wu YK, Sabo V, Mazor M, Hobbins JC. Intraamniotic infection and the onset of labor in preterm premature rupture of the membranes. Am J Obstet Gynecol 159:661-66, 1988

Rouse DJ, Goldenberg RL, Cliver SP, Cutter GR, Mennemeyer ST, Fargason CA. Strategies for the prevention of early-onset neonatal group B streptococcal sepsis: a decision analysis. Obstet Gynecol 83:483-494, 1994

Schmidt-Rhode P, Sturm G, Schulz KD. Labordiagnostik bei Genitalinfektionen in der Schwangerschaft. In: A. Bolte, H.W. Eibach (Hrsg). Genitale Infektionen. Steinkopff, Darmstadt, 1990, S. 179-92

Silver HM, Sperling RS, St. Clair PJ, Gibbs RS. Evidence relating bacterial vaginosis to intraamniotic infection. Am J Obstet Gynecol 161:808-12, 1989

Soper DE, Mayhall CG, Dalton HP. Risk factors for intraamniotic infection: A prospective epidemiologic study. Am J Obstet Gynecol 161:562-68, 1989

Sperling RS, Ramamurthy RS, Gibbs RS. A comparison of intrapartum versus immediate postpartum treatment of intra-amniotic infection. Obstet Gynecol 70:861-65, 1987

Stovall TG, Ambrose SE, Ling FW, Anderson GD. Short-course antibiotic therapy for the treatment of chorioamnionitis and postpartum endomyometritis. Am J Obstet Gynecol 159:404-07, 1988

Svensson L, Ingemarsson I, Mardh PA. Chorioamnionitis and the isolation of microorganisms from the placenta. Obstet Gynecol 67:403-09, 1986

Winn HN, Egley CC. Acute Haemophilus influenzae chorioamnionitis associated with intact amniotic membranes. Am J Obstet Gynecol 156:458-59, 1987

AMNIOSKOPIE

Berg D. Kritische Bilanz der Fruchtwasseruntersuchungen in der Schwangerschaft. Gynäkologe 7:4-12, 1974

Hutchinson DL, Gray MJ, Plentl AA, Caldeyro-Barcia HA, Kaplan B, Lind J. The role of the fetus in the water exchange of the amniotic fluid of normal and hydramniotic patients. J Clin Invest 38:971-80, 1959

Lucas A, Christofides ND, Adrian TE, Bloom SR, Aynsley-Green A. Fetal distress, meconium and motilin [letter]. Lancet 1:718, 1979

Nöschel H, Stech D, Zenner J. Bedeutung von mekoniumhaltigem Fruchtwasser zu Geburtsbeginn nach normalem Schwangerschaftsverlauf. Zbl Gynäkol 97:590-94, 1975

Saling E. Die Amnioskopie, ein neues Verfahren zur Erkennung von Gefahrenzuständen des Feten bei noch stehender Fruchtblase. Geburtshilfe Frauenheilkd 22:830-45, 1962

Saling E. Amnioskopie - neueres Zahlenmaterial. In: E. Saling, F.-J. Schulte (Hrsg). Perinatale Medizin. Thieme, Stuttgart, 1972, S. 33-34

ATONISCHE NACHBLUTUNG

Cruikshank SH. Management of postpartum and pelvic hemorrhage. Clin Obstet Gynecol 29:213-19, 1986

Elbourne D, Prendiville W, Chalmers I. Choice of oxytocic preparation for routine use in the management of the third stage of labour: An overview of the evidence from controlled trials. Br J Obstet Gynaecol 95:17-30, 1988

Evans S, McShane P. The efficacy of internal iliac artery ligation in obstetric hemorrhage. Surg Gynecol Obstet 160:250-53, 1985

Gilbert L, Porter W, Brown VA. Postpartum haemorrhage - a continuing problem. Br J Obstet Gynaecol 94:67-71, 1987

Hayashi RH, Castillo MS, Noah ML. Management of severe postpartum hemorrhage with a prostaglandin F2α analogue. Obstet Gynecol 63:806-08, 1984

Herbert WN, Cefalo RC. Management of postpartum hemorrhage. Clin Obstet Gynecol 27:139-47, 1984

Meinen K, Lange R, Breinl H. Intramyometriale PGF2α-Applikation zur Beherrschung schwerer atonischer Nachblutungen. Geburtshilfe Frauenheilkd 48:268-70, 1988

Zanini A, Norchi S, Beretta E, Bottino S. Postpartum haemorrhage - a continuing problem. Br J Obstet Gynaecol 95:731-32, 1988

BECKENENDLAGE

Benson WL, Boyce DC, Vaughn DL. Breech delivery in the primigravida. Obstet Gynecol 40:417-28, 1972

Berg D, Albrecht H, Dudenhausen JW, Hochuli E, Neuhäuser G, Versmold HT, Brand M, Eskes TKAB, Kubli F, Staudach A, Wulf H. Bericht der Standardkommission "Beckenendlage". Geburtshilfe Frauenheilkd 44:406-08, 1984

Bird CC, McElin TW. 500 Consecutive term breech deliveries. Obstet Gynecol 35:451-57, 1970

Bird CC, McElin TW. A six-year prospective study of term breech deliveries utilizing the Zatuchni-Andros prognostic scoring. Am J Obstet Gynecol 121:551-58, 1975

Brady K, Duff P, Read JA, Harlass FE. Reliability of fetal buttock blood sampling in assessing the acid-base balance of the breech fetus. Obstet Gynecol 74:886-88, 1989

Confino E, Gleicher N, Elrad H, Ismajovich B, David MP. The breech dilemma. A review. Obstet Gynecol Surv 40:330-37, 1985

Collea JV, Chein C, Quiligan EJ, The randomized management of term frank breech presentation: A study of 208 cases. Am J Ostet Gynecol 137, 235-242, 1980

Flanagan TA, Mulchahey KM, Korenbrot CC, Green JR, Laros RK Jr. Management of term breech presentation. Am J Obstet Gynecol 156:1492-502, 1987

Zatuchni GI, Andros GJ. Prognostic index for vaginal delivery in breech presentation at term. Am J Obstet Gynecol 98:854-57, 1967

CARDIOTOKOGRAPHIE

Anyaegbunam A, Brustman L, Divon M, Langer O. The significance of antepartum variable decelerations. Am J Obstet Gynecol 155:707-10, 1986

Arabin B, Lorenz U, Rüttgers H, Kubli F. Course and predictive value of fetal heart rate parameters. Am J Perinatol 5:272-76, 1988

Bekedam DJ, Visser GHA, Mulder EJH, Poelmann-Weesjes G. Heart rate variation and movement incidence in growth-retarded fetuses: The significance of antenatal late heart rate decelerations. Am J Obstet Gynecol 157:126-33, 1987

Collea JV, Holls WM. The contraction stress test. Clin Obstet Gynecol 25:707-18, 1982

Fischer WM. Kardiotokographie. Thieme, Stuttgart, 1981

Gagnon R, Campbell K, Hunse C, Patrick J. Patterns of human fetal heart rate accelerations from 26 weeks to term. Am J Obstet Gynecol 157:743-48, 1987

Goeschen K. Kardiotokographie-Praxis. Thieme, Stutt-gart, 1985

Jenkins HM. Thirty years of electronic intrapartum fetal heart rate monitoring: Discussion paper. J R Soc Med 82:210-14, 1989

Lavery JP. Nonstress fetal heart rate testing. Clin Obstet Gynecol 25:689-706, 1982

Nicolaides KH, Sadovsky G, Visser GHA. Heart rate patterns in normoxemic, hypoxemic, and anemic second-trimester fetuses. Am J Obstet Gynecol 160:1034-37, 1989

Nielsen PV, Stigsby B, Nickelsen C, Nim J. Intra- and inter-observer variability in the assessment of intrapartum cardiotocograms. Acta Obstet Gynecol Scand 66:421-24, 1987

Paul RH, Miller FC. Antepartum fetal heart rate monitoring. Clin Obstet Gynecol 21:375-84, 1978

Schneider EP, Hutson JM, Petrie RH. An assessment of the first decade's experience with antepartum fetal heart rate testing. Am J Perinatol 5:134-41, 1988

Thacker SB, Berkelman RL. Assessing the diagnostic accuracy and efficacy of selected antepartum fetal surveillance techniques. Obstet Gynecol Surv 41:121-41, 1986

CERVIX-SCORE nach BISHOP

Bishop E. Pelvic screening for elective induction. Obstet Gynecol 24:266-68, 1964.

Crump WJ. Bishop score and labor duration: A new look. South Med J 80:1294-95, 1987

Elliott JP, Flaherty JF. The use of breast stimulation to ripen the cervix in term pregnancies. Am J Obstet Gynecol 145:553-56, 1983

Harris BA Jr, Huddleston JF, Sutliff G, Perlis HW. The unfavorable cervix in prolonged pregnancy. Obstet Gynecol 62:171-74, 1983

DAMMRISSE

Borgatta L, Piening SL, Cohen WR. Association of episiotomy and delivery position with deep perineal laceration during spontaneous delivery in nulliparous women. Am J Obstet Gynecol 160:294-97, 1989

Gass MS, Dunn C, Stys SJ. Effect of episiotomy on the frequency of vaginal outlet lacerations. J Reprod Med 31:240-44, 1986

Grant A. Repair of episiotomies and perineal tears. Br J Obstet Gynaecol 93:417-19, 1986

Hirsch HA. Episiotomie und Dammriß. Thieme, Stuttgart, 1989.

Legino LJ, Woods MP, Rayburn WF, McGoogan LS. Third- and fourth-degree perineal tears. J Reprod Med 33:423-26, 1988

Thorp JM Jr, Bowes WA. Episiotomy: Can its routine use be defended? Am J Obstet Gynecol 160:1027-30, 1989

Wilcox LS, Strobino DM, Baruffi G, Dellinger WS Jr. Episiotomy and its role in the incidence of perineal lacerations in a maternity center and a tertiary hospital obstetric service. Am J Obstet Gynecol 160:1047-52, 1989

DIABETES MELLITUS

ACOG technical bulletin: Diabetes and pregnancy. Number 200 - December 1994 (Replaces No. 92, May 1986). Int J Gynecol Oncol 48:331-339, 1995

Blumenthal SA, Abdul-Karim RW. Diagnosis, classification, and metabolic management of diabetes in pregnancy: Therapeutic impact of self-monitoring, of blood glucose and of newer methods of insulin delivery. Obstet Gynecol Surv 42:593-604, 1987

Buchanan TA, Unterman TG, Metzger BE. The medical management of diabetes in pregnancy. Clin Perinatol 12:625-50, 1985

Dickinson JE, Palmer SM. Gestational diabetes: Pathophysiology and diagnosis. Semin Perinatol 14:2-11, 1990

Freinkel N, Metzger BE, Phelps RL, Simpson JL, Martin AO, Radvany R, Ober C, Dooley SL, Depp RO, Belton A. Gestational diabetes mellitus: A syndrome with phenotypic and genotypic heterogeneity. Horm Metab Res 18:427-30, 1986

Hollingsworth DR. Alterations of maternal metabolism in normal and diabetic pregnancies: Differences in insulin-dependent, non-insulin-dependent, and gestational diabetes. Am J Obstet Gynecol 146:417-29, 1983

Langer O, Rodriguez DA, Xenakis EM, McFarland MB, Berkus MD, Arrendondo F. Intensified versus conventional management of gestational diabetes. Am J Obstet Gynecol 170:1036-1046, 1994

Reece EA, Hobbins JC. Diabetic embryopathy: pathogenesis, prenatal diagnosis and prevention. Obstet Gynecol Surv 41:325-35, 1986

Weiss PAM, Hofmann H. Diabetes mellitus und Schwangerschaft. In: E. Burkhardt (Hrsg.), Spezielle Gynäkologie und Geburtshilfe. Springer, Heidelberg, 1987, S. 337-427

DOPPLER-SONOGRAPHIE

Arabin B, Bergmann PL, Pachaly J, Saling E. Perzentilenkurven qualitativer Doppler-Blutflußparameter uteroplazentarer und fetaler Gefäße. Ultraschall Klin Prax 3:132-40, 1988

Brar HS. The use of Doppler ultrasound to assess intrauterine growth retardation in the fetus. Semin perinatol 12:40-51, 1988

Burke G, Stuart B, Crowley P, Scanaill SN, Drumm J. Is intrauterine growth retardation with normal umbilical artery blood flow a benign condition? BMJ 300:1044-45, 1990

Campbell S, Hernandez CJ, Cohen-Overbeek TA, Pearce JMF. Assessment of fetoplacental and uteroplacental blood flow using duplex pulsed Doppler ultrasound in complicated pregnancies. J Perinat Med 12:262-65, 1984

Eik-Nes SH, Brubakk AO, Ulstein MK. Measurement of human fetal blood flow. Br Med J 5:283-84, 1980

Farmakides G, Schulman H, Schneider E, Mesogitis S, Coury A. Umbilical artery velocimetry in multiple pregnancy. Clin Obstet Gynecol 32:687-91, 1989

FitzGerald DE, Drumm JE. Non-invasive measurement of human fetal circulation using ultrasound: A new method. Br Med J 2:1450-51, 1977

Fok RY, Pavlova Z, Bernischke K, Paul RH, Platt LD. The correlation of arterial lesions with umbilical artery Doppler velocimetry in the placentas of small-for-dates pregnancies. Obstet Gynecol 75:578-83, 1990

Gill RW. Doppler ultrasound - Physical aspects. Semin Perinatol 11:292-99, 1987

Hanretty KP, Whittle MJ. Doppler uteroplacental waveforms in pregnancy-induced hypertension: A re-appraisal. Lancet 1:850-52, 1988

Indik JH, Chen V, Reed KL. Association of umbilical venous with inferior vena cava blood flow velocities. Obstet Gynecol 77:551-557, 1991

Newnham JP, Patterson LL, James IR, Diepeveen DA, Reid SE. An evaluation of the efficacy of Doppler flow velocity waveform analysis as a screening test in pregnancy. Am J Obstet Gynecol 162:403-07, 1990

Reed KL, Appleton CP, Anderson CF, Shenker L, Sahn DJ. Doppler studies of vena cava flows in human fetuses. Insights into normal and abnormal cardiac physiology. Circulation 81:498-505, 1990

Steel SA, Pearce JM, McParland P, Chamberlain GVP. Early doppler ultrasound screening of hypertensive disorders of pregnancy. Lancet 335:1548-1551, 1990

Trudinger BJ, Cook CM, Giles WB, Connelly A, Thompson RS. Umbilical artery flow velocity waveforms in high-risk pregnancy. Lancet 1:188-90, 1987

Trudinger BJ, Cook CM. Doppler umbilical and uterine flow waveforms in severe pregnancy hypertension. Br J Obstet Gynaecol 97:142-48, 1990

Weiner CP. The relationship between the umbilical artery systolic/diastolic ratio and umbilical blood gas measurements in specimens obtained by cordocentesis. Am J Obstet Gynecol 162:1198-1202, 1990

Wladimiroff JW, Huisman TW, Stewart PA, Stijnen T. Normal fetal Doppler inferior vena cava, transtricuspid, and umbilical artery flow velocity waveforms between 11 and 16 weeks' gestation. Am J Obstet Gynecol 166:921-924, 1992

DYSTOKIE

Brenner WE. Abnormal progression of labor (dystocia). Clin Obstet Gynecol 16:243-61, 1973

Garfield RE. Cellular and molecular bases for dystocia. Clin Obstet Gynecol 30:3-18, 1987

Jacobs JB. Solving the problem of cervical dystocia and prolonged labor [letter]. Am J Obstet Gynecol 145:650, 1983

Lindgren L. The influence of uterine motility upon cervical dilatation in labor. Am J Obstet Gynecol 117:530-36, 1973

Seitchik J, Holden AE, Castillo M. Amniotomy and oxytocin treatment of functional dystocia and route of delivery. Am J Obstet Gynecol 155:585-92, 1986

Seitchik J. The management of functional dystocia in the first stage of labor. Clin Obstet Gynecol 30:42-49, 1987

EPISIOTOMIE

Beynon CL. Midline episiotomy as a routine procedure. J Obstet Gynecol 81:126-30, 1974

Copony L, Werner Ch. Vergleichende Studie über Früh- und Spätergebnisse nach transcutaner und intracutaner Naht der mediolateralen Episiotomie. Z Geburtshilfe Perinatol 184:223-26, 1980

Glasenapp KH. Mediane contra mediolaterale Episiotomie, ein Vergleich. Geburtshilfe Frauenheilkd 33:737-42, 1973

Grant A. Repair of episiotomies and perineal tears [editorial]. Br J Obstet Gynaecol 93:417-19, 1986

Hauth JC, Gilstrap LC 3d, Ward SC, Hankins GD. Early repair of an external sphincter ani muscle and rectal mucosal dehiscence. Obstet Gynecol 67:806-09, 1986

Hirsch HA. Episiotomie und Dammriß. Thieme, Stuttgart, 1989

Isager-Sally L, Legarth J, Jacobsen B, Bostofte E. Episiotomy repair - immediate and long-term sequelae. A prospective randomized study of three different methods of repair. Br J Obstet Gynaecol 93:420-25, 1986

Sleep J, Grant A, Garcia J, Elbourne D, Spencer J, Chalmers I. West Berkshire perineal management trial. Br Med J 289:587-90, 1984

Sleep J, Grant A. West Berkshire perineal management trial: Three year follow up. Br Med J 295:749-51, 1987

Varner MW. Episiotomy: Techniques and indications. Clin Obstet Gynecol 29:309-17, 1986

FORCEPS

Beller FK, Quakernack K. Geburtsunterstützung durch die Bekkenausgangszange. Med Welt 28:1665-68, 1977

Boyd ME, Usher RH, McLean FH, Norman BE. Failed forceps. Obstet Gynecol 68:779-83, 1986

Cardozo LD, Gibb DM, Studd JW, Cooper DJ. Should we abandon Kielland's forceps? Br Med J 287:315-17, 1983

Chiswick ML, James DK. Kielland's forceps: Association with neonatal morbidity and mortality. Br Med J 1:7-9, 1979

Chow SL, Johnson CM, Anderson TD, Hughes JH. Rotational delivery with Kielland's forceps. Med J Aust 146:616-19, 1987

Davidson AC, Weaver JB, Davies P, Pearson JF. The relation between ease of forceps delivery and speed of cervical dilatation. Br J Obstet Gynaecol 83:279-83, 1976

Dierker LJ Jr, Rosen MG, Thompson K, Lynn P. Midforceps deliveries: Long-term outcome of infants. Am J Obstet Gynecol 154:764-68, 1986

Drife JO. Kielland or Caesar? [editorial]. Br Med J 287:309-10, 1983

Healy DL, Quinn MA, Pepperell RJ. Rotational delivery of the fetus: Kielland's forceps and two other methods compared. Br J Obstet Gynaecol 89:501-06, 1982

Hickl EJ. Indikation und Risiko von Zangen- und Vakuumextraktion heute. Gynäkologe 8:13-18, 1975

Johanson R, Pusey J, Livera N, Jones P. North Staffordshire/Wigan assisted delivery trial. Br J Obstet Gynaecol 96:537-44, 1989

Laube DW. Forceps delivery. Clin Obstet Gynecol 29:286-98, 1986

Punnonen R, Aro P, Kuukankorpi A, Pystynen P. Fetal and maternal effects of forceps and vacuum extraction. Br J Obstet Gynaecol 93:1132-35, 1986

Sipli W, Krone HA. Ein neues Zangenmodell. Geburtshilfe Frauenheilkd 36:592-95, 1976

Smith EC. A new obstetric forceps. For rotation and extraction of the fetal head in a single application. Am J Obstet Gynecol 94:931-35, 1966

Traub AI, Morrow RJ, Ritchie JW, Dornan KJ. A continuing use for Kielland's forceps? Br J Obstet Gynaecol 91:894-98, 1984

FRÜHGEBURT

Arias F, Knight AB, Tomich PB. A retrospective study on the effects of steroid administration and prolongation of the latent phase in patients with preterm premature rupture of the membranes. Am J Obstet Gynecol 154:1059-63, 1986

Ayers JWT, DeGrood RM, Compton AA, Barclay M, Ansbacher R. Sonographic evaluation of cervical length in pregnancy: Diagnosis and management of preterm cervical effacement in patients at risk for premature delivery. Obstet Gynecol 71:939-44, 1988

Bowes WA. Clinical management of preterm delivery. Clin Obstet Gynecol 31:652-61, 1988

Eggleston MK. Management of preterm labor and delivery. Clin Obstet Gynecol 29:230-39, 1986

Escobedo MB. Follow-up of prematurely born infants. Clin Obstet Gynecol 31:662-68, 1988

Fangman JJ, Mark PM, Pratt L, Conway KK, Healey ML, Oswald JW, Uden DL. Prematurity prevention programs: an analysis of successes and failures. Am J Obstet Gynecol 170:744-750, 1994

Gaudier FL, Goldenberg RL, Nelson KG, Peralta Carcelen M, Johnson SE, Du-Bard MB, Roth TY, Hauth JC. Acid-base status at birth and subsequent neurosensory impairment in surviving 500 to 1000 gm infants. Am J Obstet Gynecol 170:48-53, 1994

Hack M, Fanaroff AA. The outcome of growth failure associated with preterm birth. Clin Obstet Gynecol 27:647-63, 1984

Hobel CJ, Ross MG, Bemis RL, Bragonier JR, Nessim S, Sandhu M, Bear MB, Mori B. The West Los Angeles Preterm Birth Prevention Project. I. Program impact on high-risk women. Am J Obstet Gynecol 170:54-62, 1994

Hoffman HJ, Bakketeig LS. Risk factors associated with the occurrence of preterm birth. Clin Obstet Gynecol 27:539-52, 1984

Iams JD, Johnson FF, Creasy RK. Prevention of preterm birth. Clin Obstet Gynecol 31:599-615, 1988

Kristal AR, Rush D. Maternal nutrition and duration of gestation: A review. Clin Obstet Gynecol 27:553-61, 1984

Low JA, Panagiotopoulos C, Derrick EJ. Newborn complications after intrapartum asphyxia with metabolic acidosis in the preterm fetus. Am J Obstet Gynecol 172:805-810, 1995

Maher JE, Cliver SP, Goldenberg RL, Davis RO, Copper RL. The effect of corticosteroid therapy in the very premature infant. March of Dimes Multicenter Study Group. Am J Obstet Gynecol 170:869-873, 1994

Martin RJ, Fanaroff AA. Delivery room management of the low birth weight infant. Clin Obstet Gynecol 27:636-46, 1984

McCarton CM, Vaughan HG. Perinatal variables and neurodevelopmental outcomes with preterm births. Clin Obstet Gynecol 27:664-71, 1984

Mortensen OA, Franklin J, Löfstrand T, Svanberg B. Prediction of preterm birth. Acta Obstet Gynecol Scand 66:507-12, 1987

Nwaesei CG, Young DC, Byrne JM, Vincer MJ, Sampson D, Evans JR, Allen AC, Stinson DA. Preterm birth at 23 to 26 weeks' gestation: Is active obstetric management justified? Am J Obstet Gynecol 157:890-97, 1987

Parisi VM. Cervical incompetence and preterm labor. Clin Obstet Gynecol 31:585-98, 1988

Pohlandt Frank. Frühgeborenen-Überlebensstatistik der Universitäts-Kinderklinik und Poliklinik Ulm; persönliche Mitteilung

Romero R, Mazor M. Infection and preterm labor. Clin Obstet Gynecol 31:553-84, 1988

Tejani N, Verma U, Hameed C, Chayen B. Method and route of delivery in the low birth weight vertex presentation correlated with early periventricular/intraventricular hemorrhage. Obstet Gynecol 69:1-4, 1987

GEBURTSEINLEITUNG

Bernstein P, Leyland N, Gurland P, Gare D. Cervical ripening and labor induction with prostaglandin E2 gel: A placebo-controlled study. Am J Obstet Gynecol 156:336-40, 1987

Bidgood KA, Steer PJ. A randomized control study of oxytocin augmentation of labour. 2. Uterine activity. Br J Obstet Gynaecol 94:518-22, 1987

Dowding VM, Duignan NM, Henry GR, MacDonald DW. Induction of labour, birthweight and perinatal mortality by day of the week. Br J Obstet Gynaecol 94:413-19, 1987

Ekman G, Granström L, Ulmsten U. Induction of labor with intravenous oxytocin or vaginal PGE2 suppositories. Acta Obstet Gynecol Scand 65:857-59, 1986

Horenstein JM, Phelan JP. Previous cesarean section: The risks and benefits of oxytocin usage in a trial of labor. Am J Obstet Gynecol 151:564-69, 1985

Laube DW, Zlatnik FJ, Pitkin RM. Preinduction cervical ripening with prostaglandin E2 intracervical gel. Obstet Gynecol 68:54-57, 1986

Prins RP, Neilson DR Jr, Bolton RN, Mark C, Watson P. Preinduction cervical ripening with sequential use of prostaglandin E2 gel. Am J Obstet Gynecol 154:1275-79, 1986

Trofatter KF Jr, Bowers D, Gall SA, Killam AP. Preinduction cervical ripening with prostaglandin E2 (Prepidil) gel. Am J Obstet Gynecol 153:268-71, 1985

Seitchik J, Holden AEC, Castillo M. Amniotomy and the use of oxytocin in labor in nulliparous women. Am J Obstet Gynecol 153:848-54, 1985

Seitchik J, Holden AEC, Castillo M. Amniotomy and oxytocin treatment of functional dystocia and route of delivery. Am J Obstet Gynecol 155:585-92, 1986

Silva-Cruz A, Godinho F, Pinto JM, Andrade L, Simoes D. Prostaglandin E2 gel compared to oxytocin for medically-indicated labour induction at term: A controlled clinical trial. Pharmatherapeutica 5:228-32, 1988

GEMINI

Gaudhi J, Gugliocci L. Intrapartum management of twin gestation. Bull NY Acad Med 59:358-71, 1983

Ghai V, Vidyasagar D. Morbidity and mortality factors in twins. An epidemiologic approach. Clin Perinatol 15:123-40, 1988

Gocke SE, Nageotte MP, Garite T, Towers CV, Dorcester W. Management of the nonvertex second twin: Primary cesarean section, external version, or primary breech extraction. Am J Obstet Gynecol 161:111-14, 1989

Laros RK Jr, Dattel BJ. Management of twin pregnancy: The vaginal route is still safe. Am J Obstet Gynecol 158:1330-38, 1988

Leveno KJ., Quirk JG, Whalley PJ, Herbert WN, Trubey R. Fetal lung maturation in twin gestation. Am J Obstet Gynecol 148:405-11, 1984

Rabinovici J, Barkai G, Reichman B, Serr DM, Mashiach S. Randomized management of the second nonvertex twin: Vaginal delivery or cesarean section. Am J Obstet Gynecol 156:52-56, 1987

Saunders MC, Dick JS, Brown IM. The effects of hospital admission for bed rest on the duration of twin pregnancy: A randomised trial. Lancet 2:793-95, 1985

Warenski JC, Kochenour NK. Intrapartum management of twin gestation. Clin Perinatol 16:889-97, 1989

GERINNUNGSSTÖRUNGEN

Feinstein D. Treatment of disseminated intravascular coagulation. Seminars in Thrombosis and Hemostasis 14:351-62, 1988

Fruchtman S, Aledort L. Disseminated intravascular coagulation. J Am Coll Cardiol 8:159-67, 1986

Kwaan HC. Thrombotic thrombocytopenic purpura and hemolytic uremic syndrome in pregnancy. Clin Obstet Gynecol 28:101-06, 1985

Van Dam P, Renier M, Baekelandt M, Buytaert P, Uyttenbroeck F. Disseminated intravascular coagulation and the syndrome of hemolysis, elevated liver enzymes, and low platelets in severe preeclampsia. Obstet Gynecol 73:97-102, 1989

Weenink G, ten Cate J, Treffers P. Hypertensive disorders. Clin Obstet Gynecol 28:37-52, 1985

Weiner C. The obstetric patient and disseminated intravascular coagulation. Clin Perinatol 13:705-17, 1986

HELLP-SYNDROM

Benacerraf B, Frigoletto FD, Martini CA. Sonographic findings in severe preeclampsia twenty-four hours prior to clinical signs. Am J Obstet Gynecol 152:684-85, 1985

McKenna J, Dover NL, Breme RG. Preeclampsia associated with hemolysis, elevated liver enzymes, and low platelets - an obstetric emergency? Obstet Gynecol 62:751-54, 1983

Poldre PA. Haptoglobin helps diagnose the HELLP syndrome. Am J Obstet Gynecol 157:1267, 1987

Sibai BM, Taslimi MM, El-Nazer A, Amon E, Mabie BC, Ryan GM. Maternal-perinatal outcome associated with the syndrome of hemolysis, elevated liver enzymes, and low platelets in severe preeclampsia-eclampsia. Am J Obstet Gynecol 155:501-09, 1986

Van Dam PA, Renier M, Baekelandt M, Buytaert P, Uyttenbroeck F. Disseminated intravascular coagulation and the syndrome of hemolysis, elevated liver enzymes, and low platelets in severe preeclampsia. Obstet Gynecol 73:97-102, 1989.

Weinstein L. Syndrome of hemolysis, elevated liver enzymes, and low platelet count: A severe consequence of hypertension in pregnancy. Am J Obstet Gynecol 2:159-67, 1982

Weinstein L. Preeclampsia/eclampsia with hemolysis, elevated liver enzymes, and thrombocytopenia. Obstet Gynecol 66:657-60, 1985

HIV-INFEKTION UND SCHWANGERSCHAFT

Birth outcomes following zidovudine therapy in pregnant women [published erratum appears in MMWR Morb Mortal Wkly Rep 1994 Jun 24;43(24):450]. MMWR Morb Mortal Wkly Rep 43:409, 415-6, 1994

Caesarean section and risk of vertical transmission of HIV-1 infection. The European Collaborative Study [see comments]. Lancet 343:1464-1467, 1994

Blanche S, Mayaux MJ, Rouzioux C, Teglas JP, Firtion G, Monpoux F, Ciraru Vigneron N, Meier F, Tricoire J, Courpotin C, et al. Relation of the course of HIV infection in children to the severity of the disease in their mothers at delivery [see comments]. N Engl J Med 330:308-312, 1994

Biedermann K, Rudin C, Irion O, Spoletini G, Lauper U, Kind C. [Pregnancies in HIV infected women in Switzerland]. Geburtshilfe Frauenheilkd 55:447-455, 1995

Goedert JJ, Duliege AM, Amos CI, Felton S, Biggar RJ. High risk of HIV-1 infection for first-born twins. The International Registry of HIV-exposed Twins [see comments]. Lancet 338:1471-1475, 1991

Lindsay MK. Human immunodeficiency virus and the obstetrician. Clin Obstet Gynecol 36:821-831, 1993

Mofenson, L., Balsley, J., Simonds, R.J., Rogers, M.F., and Moseley, R.R. Recommendations of the U.S. public health service task force on the use of zidovudine to reduce perinatal transmission of human immunodeficiency virus. MMWR 43, 1-20, 1994

Rogers MF, Jaffe HW. Reducing the risk of maternal-infant transmission of HIV: a door is opened [editorial; comment]. N Engl J Med 331:1222-1223, 1994

Sperling RS, Stratton P. Treatment options for human immunodeficiency virus-infected pregnant women. Obstetric-Gynecologic Working Group of the AIDS Clinical Trials Group of the National Institute of Allergy and Infectious Diseases. Obstet Gynecol 79:443-448, 1992

Temmerman M, Chomba EN, Ndinya Achola J, Plummer FA, Coppens M, Piot P. Maternal human immunodeficiency virus-1 infection and pregnancy outcome. Obstet Gynecol 83:495-501, 1994

Wagner R, Mayer J, Wolf H. [Current advances in HIV pathogenesis. Results of therapy and vaccine development]. Dtsch Med Wochenschr 120:728-736, 1995

INTRAUTERINER FRUCHTTOD

Freeman RK, Dorchester W, Anderson G, Garite TJ. The significance of a previous stillbirth. Am J Obstet Gynecol 151:7-13, 1985

Hovatta O, Lipasti A, Rapola J, Karjalainen O. Causes of stillbirth: A clinicopathological study of 243 patients. Br J Obstet Gynaecol 90:691-96, 1983

Kochenour NK. Management of fetal demise. Clin Obstet Gynecol 30:322-30, 1987

Mursch G, Kassowitz C, Arzt W, Fröhlich H. Prostaglandine zur Schwangerschaftsbeendigung im 2. und 3. Trimenon. Geburtshilfe Frauenheilkd 12:893-95, 1988

Rath W, Kuhn W. Prostaglandine in Gynäkologie und Geburtshilfe. Arzneimitteltherapie 6:111-21, 1988

MANUELLE PLACENTALÖSUNG

Gibbs RS, Weinstein AJ. Puerperal infection in the antibiotic era. Am J Obstet Gynecol 124:769-87, 1976

Reddy VV, Carey JC. Effect of umbilical vein oxytocin on puerperal blood loss and length of the third stage of labor. Am J Obstet Gynecol 160:206-08, 1989

MEKONIUMASPIRATIONSSYNDROM

Abramovici H, Brandes JM, Fuchs K, Timor-Tritsch I. Meconium during delivery: A sign of compensated fetal distress. Am J Obstet Gynecol 118:251-55, 1974

Bacsik R. Meconium aspiration syndrome. Pediatr Clin North Am 24:463-79, 1977

Gregory GA, Gooding CA, Phibbs RH, Tooley WH. Meconium aspiration in infants - a prospective study. J Pediatr 85:848-52, 1974

Miller FC, Sacks DA, Yeh SY, Paul RH, Schifrin BS, Martin CB, Hon EH. Significance of meconium during labor. Am J Obstet Gynecol 122:573-80, 1975

Nathan L, Leveno KJ, Carmody TJ, 3rd, Kelly MA, Sherman ML. Meconium: a 1990s perspective on an old obstetric hazard. Obstet Gynecol 83:329-332, 1994

Ting P, Brady JP. Tracheal suction in meconium aspiration. Am J Obstet Gynecol 122:767-71, 1975

MIKROBLUTUNTERSUCHUNG (MBU)

Goeschen K, Gruner T, Saling E. Stellenwert des Hammacher-Scores und der Fetalblutanalyse bei der subpartalen Überwachung des Kindes. Z Geburtshilfe Perinatol 188:12-20, 1984

Saling E, Schneider D. Biochemical supervision of the foetus during labour. J Obstet Gynaecol Br Commonw 74:799-811, 1967

Saling E. Introduction and clinical aspects of biochemical monitoring of the fetus. J Perinat Med Suppl 1:23-47, 1988

NABELSCHNURVORFALL

Anderson GV Jr, Anderson GV Sr. Umbilical cord prolapse in the emergency department (editorial). J Emerg Med 7:207, 1989

Critchlow CW, Leet TL, Benedetti TJ, Daling JR. Risk factors and infant outcomes associated with umbilical cord prolapse: a population-based case-control study among births in Washington State. Am J Obstet Gynecol 170:613-618, 1994

Driscoll JA, Sadan O, Van Gelderen CJ, Holloway GA. Cord prolapse - can we save more babies? Case reports. Br J Obstet Gynaecol 94:594-95, 1987

Fribourg S. Umbilical cord prolapse. Obstet Gynecol 65:772, 1985

Johnson RL, Anderson JC, Irsik RD, Goodlin RC. Duplex ultrasound diagnosis of umbilical cord prolapse. JCU 15:282-84, 1987

Katz Z, Shoham Z, Lancet M, Blickstein I, Mogilner BM, Zalel Y. Management of labor with umbilical cord prolapse: A 5-year study. Obstet Gynecol 72:278-81, 1988

Levy H, Meier PR, Makowski EL. Umbilical cord prolapse. Obstet Gynecol 64:499-502, 1984

Woo JSK, Ngan YS, Ho-Kei Ma. Prolapse and presentation of the umbilical cord. Aust NZ J Obstet Gynaec 23:142-45, 1983

Ylä-Outinen A, Heinonen PK, Tuimala R. Predisposing and risk factors of umbilical cord prolapse. Acta Obstet Gynecol Scand 64:567-70, 1985

NACHTASTUNG und NACHCURETTAGE

Epperly TD, Fogarty JP, Hodges SG. Efficacy of routine postpartum uterine exploration and manual sponge curettage. J Fam Pract 28:172-76, 1989

Packin GS. A study of routine postpartum manual sponge curettage. J Am Osteopath 74:839-43, 1975

PARTOGRAMM

Cardozo LD, Gibb DM, Studd JW, Vasant RV, Cooper DJ. Predictive value of cervimetric labour patterns in primigravidae. Br J Obstet Gynaecol 89:33-38, 1982

Drouin P, Nasah BT, Nkounawa F. The value of the Partogramme in the mangement of labor. Obstet Gynecol 53:741-45, 1979

Duncan GR, Costello E. The partogram: A graphic guide to progress in labour. N Z Med J 82:193-95, 1975

Earn AA. The partographic labor board: An alternative for earlier decisions regarding management during labor. Am J Obstet Gynecol 144:858-59, 1982

Friedman EA. The labor curve. Clin Perinatol 8:15-25, 1981

Philpott RH. The recognition of cephalopelvic disproportion. Clin Obstet Gynaecol 9:609-24, 1982

Studd JW, Philpott RH. Partograms and action line of cervical dilatation. Proc R Soc Med 65:700-01, 1972

Studd J. Partograms and nomograms of cervical dilatation in management of primigravid labour. Br Med J 4:451-55, 1973

PELVIMETRIE

Alder C, Aebi S, Bernhard M. Der Stellenwert der radiologischen Bekkenmessung. Geburtshilfe Frauenheilkd 47:483-86, 1987

Compton AA. Soft tissue and pelvic dystocia. Clin Obstet Gynecol 30:69-76, 1987

Deutinger J, Bernaschek G. Vaginosonographical determination of the true conjugate and the transverse diameter of the pelvic inlet. Arch Gynecol 240:241-46, 1987

Fine EA, Bracken M, Berkowitz RL. An evaluation of the usefulness of X-ray pelvimetry: Comparison of the Thoms and modified Ball methods with manual pelvimetry. Am J Obstet Gynecol 137:15-20, 1980

Frame S, Moore J, Peters A, Hall D. Maternal height and shoe size as predictors of pelvic disproportion: An assessment. Br J Obstet Gynaecol 92:1239-45, 1985

Hughes AB, Jenkins DA, Newcombe RG, Pearson JF. Symphysis-fundus height, maternal height, labor pattern, and mode of delivery. Am J Obstet Gynecol 156:644-48, 1987

MacMahon B. Prenatal X-ray exposure and childhood cancer. JNCI 28:1173-91, 1962

Mandry J, Grandjean H, Reme JM, Pastor J, Levade C, Pontonnier G. Assessment of the predictive value of X-ray pelvimetry and biparietal diameter in cephalopelvic disproportion. Eur J Obstet Gynecol Reprod Biol 15:173-79, 1983

Morgan MA, Thurnau GR, Fishburne JI. The fetal-pelvic index as an indicator of fetal-pelvic disproportion: A preliminary report. Am J Obstet Gynecol 155:608-13, 1986

Morgan MA, Thurnau GR. Efficacy of the fetal-pelvic index in patients requiring labor induction. Am J Obstet Gynecol 159:621-25, 1988

Muncie HL. Relationship of shoe size and cephalopelvic disproportion [letter]. Am J Obstet Gynecol 142:931-32, 1982

Yamazaki H, Uchida K. A mathematical approach to problems of cephalo-pelvic disproportion at the pelvic inlet. Am J Obstet Gynecol 147:25-37, 1983

PHARMAKA

Baxi LV, Petrie RH. Pharmacologic effects on labor: Effects of drugs on dystocia, labor, and uterine activity. Clin Obstet Gynecol 30:19-32, 1987

Gilman A, Goodman LS, Rall TW, Murad F. Goodman and Gilman's The Pharmacological Basis of Therapeutics. Macmillan Pergamon Publishing Corp., New York, Toronto, London, 1990

Goeschen K. Behandlung mit Prostaglandinen in Geburtshilfe und Gynäkologie. Enke Verlag Stuttgart, 1989

Kleinebrecht J, Fränz J, Windorfer A. Arzneimittel in der Schwangerschaft und Stillzeit. Wissenschaftliche Verlagsgesellschaft, Stuttgart, 1990

Spielmann H, Steinhoff R. Taschenbuch der Arzneimittelverordnung in Schwangerschaft und Stillperiode.
Gustav Fischer Verlag, Stuttgart, New York, 1990

PLACENTA PRAEVIA

Chervenak FA, Lee Y, Hendler MA, Monoson RF, Berkowitz RL. Role of attempted vaginal delivery in the management of placenta previa. Obstet Gynecol 64:798-801, 1984

Farine D, Fox HE, Jakobson S, Timor-Tritsch IE. Vaginal ultrasound for diagnosis of placenta previa. Am J Obstet Gynecol 159:566-69, 1988

McShane PM, Heyl PS, Epstein MF. Maternal and perinatal morbidity resulting from placenta previa. Obstet Gynecol 65:176-82, 1985

Sampson MB, Lastres O, Tomasi AM, Thomason JL, Work BA. Tocolysis with terbutaline sulfate in patients with placenta previa complicated by premature labor. J Reprod Med 29:248-50, 1984

Sauer M, Parsons M, Sampson M. Placenta previa: An analysis of three years experience. Am J Perinatol 2:39-42, 1985

PRÄEKLAMPSIE

Belizan JM, Villar J, Gonzalez L, Campodonico L, Bergel E. Calcium supplementation to prevent hypertensive disorders of pregnancy [see comments]. N Engl J Med 325:1399-1405, 1991

CLASP: a randomised trial of low-dose aspirin for the prevention and treatment of pre-eclampsia among 9364 pregnant women. CLASP (Collaborative Low-dose Aspirin Study in Pregnancy) Collaborative Group [see comments]. Lancet 343:619-629, 1994

Chesley LC. History and epidemiology of preeclampsia-eclampsia. Clin Obstet Gynecol 27:801-20, 1984

Chesley LC. Diagnosis of preeclampsia. Obstet Gynecol 65:423-25, 1985

DeVoe SJ, O'Shaughnessy R. Clinical manifestations and diagnosis of pregnancy-induced hypertension. Clin Obstet Gynecol 27:836-53, 1984

Hauth JC, Goldenberg RL, Parker CR, Jr., Cutter GR, Cliver SP. Low-dose aspirin: lack of association with an increase in abruptio placentae or perinatal mortality. Obstet Gynecol 85:1055-1058, 1995

Redman CW, Jefferies M. Revised definition of pre-eclampsia. Lancet 1:809-12, 1988

Schiff E, Friedman SA, Sibai BM. Conservative management of severe preeclampsia remote from term. Obstet Gynecol 84:626-630, 1994

Sibai BM, Mabie BC, Harvey CJ, Gonzalez AR. Pulmonary edema in severe preeclampsia-eclampsia: Analysis of thirty-seven consecutive cases. Am J Obstet Gynecol 156:1174-79, 1987

Stone JL, Lockwood CJ, Berkowitz GS, Alvarez M, Lapinski R, Berkowitz RL. Risk factors for severe preeclampsia [see comments]. Obstet Gynecol 83:357-361, 1994

Worley RJ. Pathophysiology of pregnancy-induced hypertension. Clin Obstet Gynecol 27:821-35, 1984

Zuspan FP. Hypertension and renal disease in pregnancy. Clin Obstet Gynecol 27:797-800, 1984

Zuspan FP. Chronic hypertension in pregnancy. Clin Obstet Gynecol 27:854-73, 1984

REANIMATION DES NEUGEBORENEN

Behnke M, Carter RL, Hardt NS, Eyler FD, Cruz AC, Resnick MB. The relationship of Apgar Scores, gestational age, and birthweight to survival of low-birthweight infants. Am J Perinatol 4:121-24, 1987

Glass L, Silverman WA, Sinclair JC. Effect of the thermal environment on cold resistance and growth of small infants after the first week of life. Pediatrics 41:1033-46, 1968

Goldenberg RL, Huddleston JF, Nelson KG. Apgar scores and umbilical arterial pH in preterm newborn infants. Am J Obstet Gynecol 49:651-54, 1984

Hörnchen H, Wicher W. Reanimation von Früh- und Neugeborenen. Beitr Intens Notfallmed 6:71-81, 1987

Hodson WA, Truog WE. Critical care of the newborn. 2nd ed., WB Saunders Co., Philadelphia, 1988

Lindemann R. Resuscitation of the newborn with endotracheal administration of epinephrine. Acta Paediatr Scand 73:210, 1984

Meuret GH, Abel M. Pringsheim W, Wiemers K. Therapieempfehlungen in der Reanimation von Kindern. Klin Pädiatr 196:21-27, 1984

Obladen M (Hrsg). Neugeborenenintensivpflege. Grundlagen und Richtlinien. Springer, Berlin, Heidelberg, New York, 1989

Palme C, Nystrom B, Tunnell R. An evaluation of face masks in the resuscitation of newborn infants. Lancet 1:207-10, 1985

Richmond S, Niswander K, Snodgrass CA, Wagstaff I. The obstetric management of fetal distress and its association with cerebral palsy. Obstet Gynecol 83:643-646, 1994

Rogers MC. New developments in cardiopulmonary resuscitation. Pediatrics 71:655-58, 1983

Scheller JM, Nelson KB. Does cesarean delivery prevent cerebral palsy or other neurologic problems of childhood? [see comments]. Obstet Gynecol 83:624-630, 1994

Socol ML, Garcia PM, Riter S. Depressed Apgar scores, acid-base status, and neurologic outcome. Am J Obstet Gynecol 170:991-998, 1994

RHESUS-INKOMPATIBILITÄT

Berkowitz RL, Chitkara U, Wilkins I, Lynch L, Mehalek K. Technical aspects of intravascular intrauterine transfusions. Lessons learned from thirty-three procedures. Am J Obstet Gynecol 157:4-9, 1987

Holzgreve W. Pränatale Medizin, Springer, Berlin, S. 150-66, 1987.

Lemery D, Urbain MF, Van Lieferinghen P, Micorek JC, Jacquetin B. Intrauterine exchange transfusion under ultrasound guidance. Eur J Obstet Gynecol Reprod Biol 33:161-68, 1989

Nikolaides KH, Rodeck CH, Mibashan RS, Kemp JR. Have Liley charts outlived their usefulness? Am J Obstet Gynecol 155:90-94, 1987

Rodeck CH, Kemp JR, Holman CA, Whitmore DN, Karnicki J, Austin MA. Direct intravascular fetal blood transfusion by fetoscopy in severe Rhesus isoimmunisation. Lancet 1:625-27, 1981

Rodeck CH, Nikolaides KH, Warasof SL, Fysh WJ, Gamsu HR, Kemp JR. The management of severe rhesus isoimmunisation by fetoscopic intravascular transfusion. Am J Obstet Gynecol 150:769-74, 1984

Scott JR, Kochenour NK, Larkin RM, Scott MJ. Changes in the management of severely Rh-immunized patients. Am J Obstet Gynecol 149:336-41, 1984

SCHULTERDYSTOKIE

Acker DB, Sachs BP, Friedman EA. Risk factors for shoulder dystocia. Obstet Gynecol 66:762-68, 1985.

Bellmann OM, Niesen M. Die Schulterdystokie. Gynäkologe 7:95-101, 1974.

Hibbard LT. Shoulder dystocia. Obstet Gynecol 34:424-29, 1969

Rubin A. Management of shoulder dystocia. JAMA 189:835-37, 1964.

Sandberg EC. The Zavanelli maneuver: A potentially revolutionary method for the solution of shoulder dystocia. Am J Obstet Gynecol 152:479-84, 1985.

Schwartz BC, Dixon DM. Shoulder dystocia. Obstet Gynecol 11:468-71, 1958.

Shute WB. Management of shoulder dystocia with the Shute parallel forceps. Am J Obstet Gynecol 84:936-39, 1962

SECTIO, PRIMÄRE

Danforth DN. Cesarean section. JAMA 253:811-18, 1985

Goyert GL, Bottoms SF, Treadwell MC, Nehra PC. The physician factor in cesarean birth rates. N Engl J Med 320:706-09, 1989

Petitti DB. Maternal mortality and morbidity in cesarean section. Clin Obstet Gynecol 28:763-69, 1985

Westgren M, Paul RH. Delivery of the low birth weight infant by cesarean section. Clin Obstet Gynecol 28:752-62, 1985

Witter FR, Repke JT, Niebyl JR. The effect of maternal age on primary cesarean section rate. Int J Gynaecol Obstet 27:51-55, 1988

SECTIO, SEKUNDÄRE

Chestnut DH, Eden RD, Gall SA, Parker RT. Peripartum hysterectomy: A review of cesarean and postpartum hysterectomy. Obstet Gynecol 65:365-70, 1985

Choate JW, Lund CJ. Emergency cesarean section: An analysis of maternal and fetal results in 177 operations. Am J Obstet Gynecol 100:703-15, 1968

Cohen WR, Schifrin BS, Doctor G. Elevation of the fetal presenting part: A method of intrauterine resuscitation. Am J Obstet Gynecol 123:646-49, 1975

Flamm BL. Vaginal birth after cesarean section: Controversies old and new. Clin Obstet Gynecol 28:735-44, 1985

Gibbs RS. Infection after cesarean section. Clin Obstet Gynecol 28:697-710, 1985

Goodlin RC. An incision technique for emergency cesarean section. Surg Gynecol Obstet 165:544-46, 1987

Haynes DM, Martin BJ Jr. Cesarean hysterectomy: A twenty-five-year review. Am J Obstet Gynecol 134:392-98, 1979

Iams JD, Reiss R. When should labor be interrupted by cesarean delivery? Clin Obstet Gynecol 28:745-51, 1985

Muth H. Zur Schnellsectio im Kreißbett. Zbl Gynäkol 93:873-76, 1971

Nageotte MP. Cesarean section for fetal distress. Clin Obstet Gynecol 28:770-81, 1985

Nielsen TF, Hoekegard KH. Postoperative cesarean section morbidity: A prospective study. Am J Obstet Gynecol 146:911-16, 1983

Philipson EH, Rosen MG. Trends in the frequency of cesarean births. Clin Obstet Gynecol 28:691-96, 1985

Sturdee DW, Rushton DI. Caesarean and post-partum hysterectomy 1968-1983. Br J Obstet Gynaecol 93:270-74, 1986

Wallace RL, Yonekura ML. The use of prophylactic antibiotics in patients undergoing emergency primary cesarean section. Am J Obstet Gynecol 147:533-36, 1983

SYMPHYSIOTOMIE

Menticoglou SM. Symphysiotomy for the trapped aftercoming parts of the breech: A review of the literature and a plea for its use. Aust N Z J Obstet Gynaecol 30:1-9, 1990

van Roosmalen J. Symphysiotomy as an alternative to cesarean section. Int J Gynaecol Obstet 25:451-58, 1987

THROMBOPENIEN

Dan U, Barkai G, David B, Goldenberg M, Kukkia E, Mashiach S. Management of labor in patients with idiopathic thrombocytopenic purpura. Gynecol Obstet Invest 27:193-96,1988

Göltner E. Thrombozytäre hämorrhagische Diathesen. In: O Käser, V Friedberg, KG Ober , K Thomsen, J Zander (Hrsg). Gynäkologie und Geburtshilfe, Schwangerschaft und Geburt, Bd. II., Thieme, Stuttgart 1981, S.8.63-8.66

Knitza R, Wisser J, Mempel M, Hiller E. Idiopathische thrombozytopenische Purpura und Schwangerschaft. Geburtshilfe Frauenheilkd 45:797-802, 1985

Kwaan HC. Thrombotic trombocytopenic purpura and hemolytic uremic syndrome in pregnancy. Clin Obstet Gynecol 28:101-06, 1985

Rote NS, Lau J. Immunologic thrombocytopenic purpura. Clin Obstet Gynecol 28:84-100, 1985

ÜBERTRAGUNG

A clinical trial of induction of labor versus expectant management in post-term pregnancy. The National Institute of Child Health and Human Development Network of Maternal-Fetal Medicine Units. Am J Obstet Gynecol 170:716-723, 1994

Boyd ME, Usher RH, McLean FH, Kramer MS. Obstetric consequences of postmaturity. Am J Obstet Gynecol 158:334-38, 1988

Chervenak JL, Divon MY, Hirsch J, Girz BA, Langer O. Macrosomia in the postdate pregnancy: Is routine ultrasonographic screening indicated? Am J Obstet Gynecol 161:753-56, 1989

Cucco C, Osborne MA, Cibils LA. Maternal-fetal outcomes in prolonged pregnancy. Am J Obstet Gynecol 161:916-20, 1989

Lagrew DC, Freeman RK. Management of postdate pregnancy. Am J Obstet Gynecol 154:8-13, 1986

Leveno KJ, Quirk JG Jr, Cunningham FG, Nelson SD, Santos-Ramos R, Toofanian A, DePalma RT. Prolonged pregnancy. I. Observations concerning the causes of fetal distress. Am J Obstet Gynecol 150:465-73, 1984

Phelan JP. The postdate pregnancy: An overview. Clin Obstet Gynecol 32:221-27, 1989

Rath W, Kuhn W. Prostaglandine in Gynäkologie und Geburtshilfe. Arzneimitteltherapie 6:111-21, 1988Resnik R. Postterm gestation. A symposium. J Reprod Med 33:249-51, 1988

Shime J, Gare DJ, Andrews J, Bertrand M, Salgado J, Whillans G. Prolonged pregnancy: Surveillance of the fetus and the neonate and the course of labor and delivery. Am J Obstet Gynecol 148:547-52, 1984

ULTRASCHALL

Ewigman B, LeFevre M, Hesser J. A randomized trial of routine prenatal ultrasound. Obstet Gynecol 76:189-94, 1990

Hansmann M, Hackelöer BJ, Staudach A (Hrsg). Ultraschalldiagnostik in Geburtshilfe und Gynäkologie. Lehrbuch und Atlas. Springer, Berlin, Heidelberg, New York, Tokyo, 1985

Romero R, Pilu G, Jeanty P, Ghidini A, Hobbins J (eds). Prenatal diagnosis of congenital anomalies. Appleton & Lange (Prentice Hall), Norwalk, Connecticut, 1988

UTERUSRUPTUR

Chestnut DH. Uterine rupture and epidural anesthesia [letter]. Obstet Gynecol 66:295-96, 1985

Elder MG. Uterine rupture with the use of vaginal prostaglandin E2 [letter]. Am J Obstet Gynecol 153:342, 1985

Nielsen TF, Ljungblad U, Hagberg H. Rupture and dehiscence of cesarian section scar during pregnancy and delivery. Am J Obstet Gynecol 160:569-73, 1989

Thiery M. Uterine rupture and labor induction with prostaglandin (letter). Am J Obstet Gynecol 152:914, 1985

VAKUUMEXTRAKTION

Baerthlein WC, Moodley S, Stinson SK. Comparison of maternal and neonatal morbidity in midforceps delivery and midpelvis vacuum extraction. Obstet Gynecol 67:594-97, 1986

Broekhuizen FF, Washington JM, Johnson F, Hamilton PR. Vacuum extraction versus forceps delivery: Indications and complications 1979 to 1984. Obstet Gynecol 69:338-42, 1987

Chalmers JA, Fothergill RJ. Use of vacuum extractor (ventouse) in obstetrics. Br Med J 5187:1684-89, 1960

Vacuum versus forceps [editorial]. Lancet 1:144, 1984

Evelbauer K. Vakuum-Extraktion. Arch Gynäkol 198:523-43, 1963

Hickl EJ. Indikation und Risiko von Zangen- und Vakuumextraktion heute. Gynäkologe 8:13-18, 1975

Malmström T. The vacuum-extractor. Indications and results. Acta Obstet Gynecol Scand 43, Suppl. 1:5-52, 1964

Malmström T, Jansson I. Use of the vacuum extractor. Clin Obstet Gynecol 8:893-913, 1965

Ryden G. Vacuum extraction or forceps? [editorial]. Br Med J 292:75-76, 1986

VORZEITIGER BLASENSPRUNG

Alger LS, Pupkin MJ. Etiology of preterm premature rupture of the membranes. Clin Obstet Gynecol 29:758-70, 1986

Artal R, Sokol RJ, Neuman M, Burstein AH, Stojkov J. The mechanical properties of prematurely and non-prematurely ruptured membranes. Am J Obstet Gynecol 125:655-59, 1976

Carlson DE, Platt LD, Medearis AL, Horenstein J. Quantifiable polyhydramnios: diagnosis and management. Obstet Gynecol 75:989-93, 1990

Graeff H, Fischbach F. Infektionsrisiken bei unzeitigem Blasensprung. Arch Gynecol 238:234-40, 1985

Hadi HA, Hodson CA, Strickland D. Premature rupture of the membranes between 20 and 25 weeks' gestation: role of amniotic fluid volume in perinatal outcome. Am J Obstet Gynecol 170:1139-1144, 1994

Iams JD, Stilson R, Johnson FF, Williams RA, Rice R. Symptoms that precede preterm labor and preterm premature rupture of the membranes. Am J Obstet Gynecol 162:486-90, 1990

Nagey DA, Saller DN Jr. An analysis of the decisions in the management of premature rupture of the membranes. Clin Obstet Gynecol 29:826-34, 1986

Newton ER, Prihoda TJ, Gibbs RS. Logistic regression analysis of risk factors for intra-amniotic infection. Obstet Gynecol 73:571-75, 1989

Potkul RK, Moawad AH, Ponto KL. The association of subclinical infection with preterm labor: The role of C-reactive protein. Am J Obstet Gynecol 153:642-45, 1985

Romero R, Sirtori M, Oyarzun E, Avila C, Mazor M, Callahan R, Sabo V, Athanassiadis AP, Hobbins JC. Infection and labor. V. Prevalence, microbiology, and clinical significance of intraamniotic infection in women with preterm labor and intact membranes. Am J Obstet Gynecol 161:817-24, 1989

Wagner MV, Chin VP, Peters CJ, Drexler B, Newman LA. A comparison of early and delayed induction of labor with spontaneous rupture of membranes at term. Obstet Gynecol 74:93-97, 1989

VORZEITIGE PLACENTALÖSUNG

Abdella TN, Sibai BM, Hays JM Jr, Anderson GD. Relationship of hypertensive disease to abruptio placentae. Obstet Gynecol 63:365-70, 1984

Bond AL, Edersheim TG, Curry L, Druzin ML, Hutson JM. Expectant management of abruptio placentae before 35 weeks gestation. Am J Perinatol 6:121-23, 1989

Gonen R, Hannah ME, Milligan JE. Does prolonged preterm premature rupture of the membranes predispose to abruptio placentae? Obstet Gynecol 74:347-50, 1989

Harris BA jr. Peripheral placental separation: A review. Obstet Gynecol Surv 43:577-81, 1988

Krohn M, Voigt L, McKnight B, Daling JR, Starzyk P, Benedetti TJ. Correlates of placental abruption. Br J Obstet Gynaecol 94:333-40, 1987

Kunz S, Schlotter CM, Briel RC. Symptomatologie der vorzeitigen Lösung der Placenta während Tokolyse. Arch Gynekol 224:196-97, 1977

Nyberg DA, Cyr DR, Mack LA, Wilson DA, Shuman WP. Sonographic spectrum of placental abruption. AJR 148:161-64, 1987

Sholl JS. Abruptio placentae: Clinical management in nonacute cases. Am J Obstet Gynecol 156:40-51, 1987

VORZEITIGE WEHENTÄTIGKEIT

Benedetti TJ. Life-threatening complications of betamimetic therapy for preterm labor inhibition. Clin Perinatol 13:843-52, 1986

Brustman LE, Langer O, Damus K, Anyaegbunam A, Merkatz IR. Uterine contractility patterns after an episode of preterm labor. Obstet Gynecol 75:346-49, 1990

Caritis SN, Darby MJ, Chan L. Pharmacologic treatment of preterm labor. Clin Obstet Gynecol 31:635-51, 1988

Gauthier DW, Meyer WJ, Bieniarz A. Correlation of amniotic fluid glucose concentration and intraamniotic infection in patients with preterm labor or premature rupture of membranes. Am J Obstet Gynecol 165:1105-1110, 1991

Gazaway P, Mullins CL. Prevention of preterm labor and premature rupture of the membranes. Clin Obstet Gynecol 29:835-49, 1986

Iams JD, Stilson R, Johnson FF, Williams RA, Rice R. Symptoms that precede preterm labor and preterm premature rupture of the membranes. Am J Obstet Gynecol 162:486-90, 1990

King JF, Grant A, Keirse MJ, Chalmers I. Beta-mimetics in preterm labour: An overview of the randomized controlled trials. Br J Obstet Gynaecol 95:211-22, 1988

Lipshitz J, Shaver DC, Anderson GD. Hexoprenaline tokolysis for intrapartum fetal distress and acidosis. J Reprod Med 31:1023-26, 1986

Nuwayhid B, Rajabi M. Beta-sympathomimetic agents: Use in perinatal obstetrics. Clin Perinatol 14:757-82, 1987

WACHSTUMSRETARDIERUNG

Brar HS, Rutherford SE. Classification of intrauterine growth retardation. Semin Perinatol 12:2-10, 1988

DeVore GR, Platt LD. Diagnosis of intrauterine growth retardation: The use of sequential measurements of fetal growth parameters. Clin Obstet Gynecol 30:968-84, 1987

Harding JE, Charlton V. Treatment of the growth-retarded fetus by augmentation of substrate supply. Semin Perinatol 13:211-23, 1989

Kuss E. Was ist "Das Plazenta-Insuffizienzsyndrom"? Geburtshilfe Frauenheilkd 47:664-70, 1987

Largo RH, Wälli R, Duc G, Fanconi A, Prader A. Evaluation of perinatal growth. Helv Paediatr Acta 35:419-36, 1980

Mintz MC, Landon MB. Sonographic diagnosis of fetal growth disorders. Clin Obstet Gynecol 31:44-52, 1988

Sarmandal P, Grant JM. Effectiveness of ultrasound determination of fetal abdominal circumference and fetal ponderal index in the diagnosis of asymmetrical growth retardation. Br J Obstet Gynaecol 97:118-23, 1990

Teberg AJ, Walther FJ, Pena IC. Mortality, morbidity, and outcome of the small-for-gestational age infant. Semin Perinatol 12:84-94, 1988

Villar J, Belizan JM. The evaluation of the methods used in the diagnosis of intrauterine growth retardation. Obstet Gynecol Surv 41:187-99, 1986

Weiner CP. Pathogenesis, evaluation, and potential treatments for severe, early onset growth retardation. Semin Perinatol 13:320-27, 1989

INDEX

A

D

K

L

M

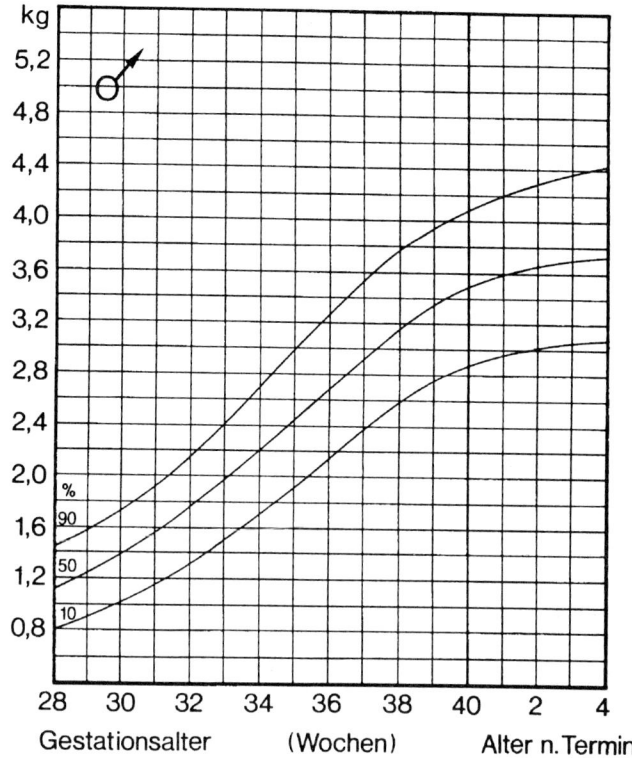

Standardkurve des intrauterinen Wachstums für Knaben
Das Geburtsgewicht ist in Abhängigkeit zur Schwangerschaftswoche dargestellt. Die Werte basieren auf der Winterthur-Neugeborenen-Studie (1969-74) und der Zweiten Züricher Longitudinalstudie (1974-80). Mütterliches Gewicht und Parität sind nicht berücksichtigt.

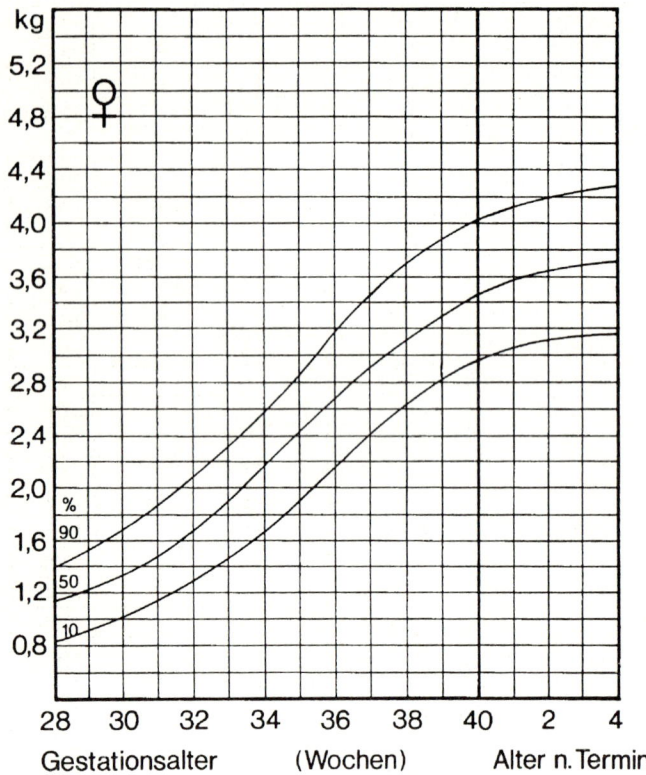

Standardkurve des intrauterinen Wachstums für Mädchen
Das Geburtsgewicht ist in Abhängigkeit zur Schwangerschaftswoche dargestellt. Die Werte basieren auf der Winterthur-Neugeborenen-Studie (1969-74) und der Zweiten Züricher Longitudinalstudie (1974-80). Mütterliches Gewicht und Parität sind nicht berücksichtigt.

Ultraschall-Normmeßwerte

SSW	BIP	FRO	THQ	THAP	FEM	SSL	GEW
13	2.4		2.0		1.0		14
14	2.9	3.1	2.5		1.2	7.3	25
15	3.2	3.5	2.7	2.6	1.6	8.6	50
16	3.5	3.9	3.1	2.9	1.8	9.7	80
17	3.8	4.3	3.4	3.1	2.2	11.0	100
18	4.2	4.8	3.7	3.5	2.5	12.0	150
19	4.6	5.2	4.0	3.8	2.8	13.0	200
20	4.9	5.7	4.3	4.0	3.1	14.0	250
21	5.2	6.0	4.5	4.3	3.4	SFL	300
22	5.5	6.4	4.9	4.7	3.6		350
23	5.8	6.7	5.1	4.9	3.9	28	450
24	6.1	7.2	5.3	5.2	4.1		530
25	6.4	7.5	5.7	5.5	4.4	31	700
26	6.8	7.8	6.0	5.8	4.7		850
27	7.1	8.3	6.3	6.1	4.9	34	1000
28	7.4	8.6	6.6	6.4	5.1		1100
29	7.7	9.0	7.0	6.7	5.4	37	1250
30	8.0	9.3	7.3	7.0	5.6		1400
31	8.3	9.7	7.5	7.3	5.9	40	1600
32	8.5	9.9	7.8	7.6	6.1		1800
33	8.7	10.1	8.1	7.9	6.3	43	2000
34	8.9	10.3	8.5	8.2	6.5		2250
35	9.1	10.5	8.7	8.4	6.7	45	2550
36	9.2	10.8	8.9	8.7	6.9		2750
37	9.4	10.9	9.3	9.0	7.1	47	2950
38	9.5	11.0	9.5	9.3	7.3		3100
39	9.6	11.2	9.9	9.5	7.4	50	3250
40	9.7	11.4	10.1	9.7	7.5		3400
41	9.8	11.5	10.4	9.8			
42	9.9	11.6	10.5	9.9			

BIP: biparietaler Durchmesser [cm];
FRO: fronto-okzipitaler Durchmesser [cm];
THQ: Thoraxquerdurchmesser [cm];
THAP: Thorax antero-posteriore Strecke [cm];
FEM: Femurlänge [cm]; SSL: Scheitel-Steiß-Länge [cm];
GEW: Gewicht [g]

Frühultraschall-Normmeßwerte

Gestationsalter [Wochen+Tage]	Fruchtsackdurch-messer [cm]	Scheitel-Steiß-Länge [cm]
4+3	0.4	
4+4/5	0.6	
4+6	0.7	
5+5	0.9	0.5
5+7	1.0	0.6
6+1	1.1	0.7
6+2	1.3	0.8
6+4	1.4	0.9
6+5	1.5	1.0
6+7	1.8	1.1
7+3	2.4	1.3
8+2	2.8	1.7
8+6	3.3	2.0
9+1		2.2
9+3		2.4
9+5		2.6
9+7		2.8
10+2		3.0
10+3		3.2
10+5		3.4
10+6		3.6
11+1		3.8
11+2		4.0
11+3		4.2
11+4		4.4
11+6		4.6
11+7		4.8
12+1		5.0

Springer
und
Umwelt

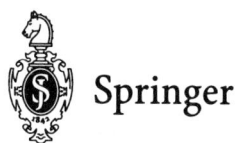

Springer